Succhi

Estratti, Centrifugati & Frullati Freschi di Frutta e Verdura

Dimagrire, Disintossicarsi e Prevenire Con Gusto

Roberta Ricci

questi termini sarà sanzionata secondo quanto previsto dalla legge.

Disclaimer:

Si prega di notare che il contenuto di questo libro è esclusivamente per scopi educativi e di intrattenimento. Ogni misura è stata presa per fornire informazioni accurate, aggiornate e completamente affidabili. Non sono espresse o implicate garanzie di alcun tipo. I lettori riconoscono che il parere dell'autore non è da sostituirsi a quello legale, finanziario, medico o professionale.

Leggendo questo documento, il lettore acconsente che in qualsiasi tipo di circostanza noi non siamo responsabili della perdita, diretta o indiretta, derivante dall'utilizzo di informazioni contenute in questo documento, incluso, ma non limitato a, -errori, omissioni o imprecisioni.

Sommario

Disclaimer

Io non sono un medico. Consulta il tuo medico prima di iniziare un nuovo regime di allenamento, specialmente se hai sofferto di malattie vascolari o respiratorie in passato. Consulta il tuo dottore se sei eccessivamente sottopeso, sovrappeso, obeso o se soffri di asma prima di cominciare a fare attività fisica, poiché potresti infortunarti. I contenuti di questo libro sono solo a scopo informativo e non intesi a trattare, diagnosticare, prevenire o curare qualsiasi malattia. Se credi di essere in una condizione che richiede le cure mediche, per favore rivolgiti ad uno specialista o terapista autorizzato. In questo libro sono espresse le idee dell'autore e possono essere in contrasto con i corpi di conoscenza che vengono insegnati nelle università e quindi vanno considerate come opinioni. Non devono essere considerate come consiglio medico o legale. Qualunque utente applichi i dati pubblicati in questo libro lo fa sotto la sua diretta ed unica responsabilità.

Grazie per la collaborazione.

Introduzione

Grazie per aver acquistato questa guida!

Ricordi le famose cinque porzioni di frutta e verdura da consumare ogni giorno (che per altro un recente studio suggerisce di portare a sette)?

Secondo il Ministero della Salute, solo il 10% degli italiani le consuma, mentre il 49% arriva appena a 3 porzioni (questi sono i dati del 2009-2012). E intanto i consumi di frutta e verdura sono calati negli ultimi anni: nel 2013, secondo la Coldiretti, le vendite sono scese del 18% rispetto al 2000.

Eppure gli studi a favore del loro consumo non mancano. Solo per citarne uno recente, un'analisi del luglio 2014, uscita sul "British Medical Journal", conclude che un elevato apporto di vegetali riduce la mortalità generale, soprattutto cardiovascolare. L'Organizzazione Mondiale della Sanità ormai da tempo raccomanda una dieta "verdissima" per prevenire un terzo dei tumori (e un altro terzo è prevenibile con lo stile di vita). Invece nel mondo occidentale si preferisce rimediare con integratori che di naturale hanno ben poco.

Ecco dunque che le bevande derivate dai vegetali, bevute fresche appena prodotte, diventano un'ottima soluzione per arrivare a consumare un quantitativo davvero salutare di verdura e frutta ogni giorno senza dover fare aggiustamenti "sintetici" e si rivelano ideali anche per i bambini che fanno i capricci davanti a cavoli o carote.

Ovviamente daranno il meglio di sé soltanto accompagnate da una dieta equilibrata, altrimenti sono come farmaci da prendere all'occorrenza, la cui efficacia è limitata.

Trasformati in succhi e centrifugati, i vegetali subiscono un processo per cui le pareti cellulari vengono spezzate, lasciando fuoriuscire tutti i preziosi nutrienti e rendendoli subito disponibili per il tuo organismo in una vera e propria iniezione di energia, fresca e gustosa.

I succhi rendono il tuo colon sano e pulito e il tuo organismo rigenerato e rivitalizzato. Per questo motivo, possono far fronte a innumerevoli malanni e disturbi, sia dal punto di vista fisico che psicologico.

I succhi freschi forniscono alle cellule la "materia viva" che le rigenera e fortifica. Vanno bevuti subito, altrimenti si attua un processo di ossidazione che li farà deperire in poco tempo, e quindi ne verranno perse le proprietà nutrizionali e curative.

Diverso è inoltre il ricavare gli stessi benefici dalla frutta fresca, altrettanto salutare, ma che implica un lavoro di digestione e assimilazione, quindi un ulteriore dispendio energetico, decisamente più lungo da parte dell'organismo.

Ricordati che quantità, sapore e colore del succo estratto possono variare a seconda della stagione, della provenienza e della qualità degli ingredienti. Questi ultimi dovrebbero sempre essere di stagione se vuoi ottenere i migliori benefici nutrizionali e il sapore migliore.

Nel prossimo capitolo ti mostrerò gli immensi benefici che le sostanze contenute in queste bevande possono apportare al tuo corpo e alla tua mente!

Capitolo 1

I succhi freschi: un'esplosione di sostanze nutritive!

"Cerco di curare i tumori, tutti o quasi, sottraendo loro il loro nutrimento, che (tratto da studi scientifici) è tutto ciò che alla fine si trasforma in glicogeno, da cui il tumore con la glicolisi trae il suo nutrimento e l'energia di crescita. Questo lo faccio con una deprivazione alimentare, sottraendo al nutrimento abituale tutto ciò che è carboidrato o potenzialmente può trasformarsi in glicogeno, in pratica nutrendo le persone solamente con succhi di frutta e verdura fresca e cruda, escluso patate e melanzane, ottenuti mediante un buon estrattore di succo.

Perché proprio i succhi? Perché far funzionare i muscoli della masticazione che sono fra i più potenti del corpo, fare andare la lingua, far funzionare i muscoli dello stomaco per lo spappolamento e il continuo rimescolamento dei cibi, fare transitare e mescolare i cibi nell'intestino per ore e ore e ore fino in fondo, e tutto l'apporto di sangue ossigenato e ben nutrito che viene attirato e che ci vuole a far funzionare tutti questi muscoli, e tutto il sangue che deve caricarsi dei nutrimenti che vengono dalla digestione, che è lo scopo ultimo... tutto questo implica il 20% delle energie totali del corpo, come quelle che assorbe il cervello, sono tutte energie che con l'assunzione di alimenti liquidi vengono risparmiati.

Non c'è bisogno di masticazione, il lavoro dello stomaco non serve, l'assorbimento avviene in circa 10 minuti invece che numerosissime ore, tutte le energie che si risparmiano ce le ritroviamo poi in noi stessi, a essere più felici, a sentirsi voglia di fare delle cose, a poter concorrere alla maratona a qualsiasi età, e potenzialmente vincerla. Bisogna provare per credere a queste cose che dico. Io ho provato, se no non ci crederei neanch'io." – Dr. Paolo Rege-Gianas, neurologo per tanti anni presso l'ospedale di Garbagnate Milanese.

I succhi freschi di frutta e verdura contengono vari nutrienti: ecco una lista di elementi che rendono i succhi freschi così salutari e benefici!

Antiossidanti

Gli antiossidanti funzionano, all'interno dell'organismo, come purificatori che eliminano gli scarti che le cellule lasciano dietro di sé.

Tutte le cellule del nostro corpo lavorano 24 ore su 24, costruendo e riparando ossa, muscoli, pelle ed altri parti del corpo; lavorando, le cellule creano anche alcuni prodotti di scarto.

Una di queste sostanze di scarto è il cosiddetto "radicale libero"; che viene prodotto nel corso delle reazioni chimiche. Ogni giorno il nostro corpo produce migliaia di queste molecole altamente reattive, instabili e caricate elettricamente in modo tale che si leghino facilmente e rapidamente con altre molecole, dando origine a reazioni indesiderate e spesso lesive per le cellule. I radicali liberi sono in grado di danneggiare le strutture cellulari, come per esempio la membrana plasmatica ed il DNA. La loro azione negativa si ripercuote sulla salute dell'intero organismo accelerando il processo di invecchiamento cellulare, indebolendo il sistema immunitario, favorendo l'insorgenza di malattie cardiovascolari, forme tumorali, artriti e disturbi neurologici.

Esempi visibili dei danni ossidativi causati dai radicali liberi sono costituiti dallo scurirsi della polpa di una mela a contatto con l'aria o dal brunirsi dell'argento. Questo fenomeno prende il nome di ossidazione .

Siamo inoltre esposti ai radicali liberi a causa di fattori quali inquinamento, fumo, stress, scorretta alimentazione, raggi UV, raggi X, consumo di alcool, prodotti chimici tossici, assunzione di certi farmaci, esercizi fisici eccessivamente faticosi, pesticidi e antibiotici.

I danni causati dai radicali liberi devono essere prontamente riparati, altrimenti possono compromettere la struttura della cellula stessa ed il suo funzionamento. Il nostro organismo riesce a tenere sotto controllo l'attività dei radicali liberi attraverso speciali sostanze antiossidanti sintetizzate autonomamente (cioè endogene) oppure ottenute tramite l'alimentazione (cioè esogene). Oggigiorno, l'importanza degli antiossidanti nella lotta contro i radicali liberi è riconosciuta universalmente, anche se non si conosce ancora completamente il reale meccanismo con cui operano.

È stato confermato da studi recenti che molte delle malattie più comuni sono associate ad una carenza di nutrienti antiossidanti nell'organismo. La carenza di antiossidanti può essere la causa di: Alzheimer, tumori, malattie cardiovascolari, diabete, infertilità, ipertensione, cataratta, degenerazione maculare del cristallino, malattie mentali, morbillo, parodontopatie, artrite reumatoide, infezioni delle vie respiratorie.

Hanno azione antiossidante la vitamina A, la vitamina E, la vitamina C, il selenio, il rame, lo zinco, il manganese, i polifenoli.

Fitochimici

Sono le sostanze che danno origine ai colori vivaci, ai profumi e ai sapori che caratterizzano i vari tipi di frutta e verdura. I fitochimici rivestono un ruolo importante nella prevenzione e nella cura del cancro. Quando vengono assorbiti dal nostro corpo, rimuovono le sostanze cancerogene e inibiscono la crescita e la diffusione delle cellule tumorali. Grazie alle loro proprietà anti-invecchiamento e ai loro benefici effetti per il sistema immunitario, i fitochimici stanno rapidamente crescendo in importanza, guadagnandosi l'appellativo di "settimo elemento nutritivo". Queste sostanze sono migliaia, molte ancora da scoprire, e agiscono in modo differente e sinergico, esercitando nel complesso effetti protettivi nei confronti di infezioni, tumori, diabete, ipertensione e malattie cardio e cerebrovascolari. Ecco come riconoscere gli effetti dei fitochimici presenti in frutta e verdura in base al colore della loro polpa:

Rosso: vegetali ricchi di licopene e quercitina, aiutano nella lotta contro il cancro e favoriscono la salute cardiovascolare (anguria, pomodoro, peperoncino, arancia rossa, ecc.);

Giallo: contengono pigmenti della famiglia dei carotenoidi, che migliorano la salute della pelle e rafforzano il sistema immunitario (arancia, zucca, carota, peperone giallo, albicocca, ecc.);

Verde: vegetali ricchi di clorofilla e beta carotene, favoriscono la produzione di globuli ed alleviano la fatica (kiwi, verdura a foglia verde, cetriolo, ecc.);

Bianco: vegetali ricchi di antoxantina (potente antiossidante), espelle le sostanze nocive e contribuisce alla costruzione di ossa sane (banana, pera, melone bianco, ecc.);

Viola: frutta e verdura ricche in antocianine e resveratrolo, che migliorano la vista e prevengono i coaguli di sangue (uva nera, mirtilli, radicchio, ecc.).

I principali gruppi chimici sono descritti di seguito: si tratta di sostanze con nomi difficili e poco noti, delle quali è però utile conoscere almeno l'esistenza, nonché l'appartenenza a questa grande e variegata famiglia.

Polifenoli: si tratta di un gruppo eterogeneo e vasto, presente in quasi tutte le piante, che comprende tre classi di composti: i *flavonoidi* (si trovano in cipolla, sedano, cavoli e broccoli, vino, pomodori, soia, thè; frutta, ad azione antitumorale e antinfiammatoria), gli *acidi fenolici* (caffè, azione antiossidante e antitumorale) e i *fitoestrogeni* (isoflavoni della soia e lignani dei semi oleaginosi e dei cereali integrali, ad azione antiossidante e antitumorale, aiutano ad abbassare il livello di colesterolo).

Sulfidi: un gruppo che comprende i *composti organosolforici* (si trovano in aglio, porro, cipolla, che migliorano l'attività immunitaria, contribuiscono all'inattivazione dei carcinogeni e riducono la sintesi di colesterolo), gli *indoli* e gli *isotiocianati* (senape, rafano, cavoli, in grado di inattivare parzialmente gli estrogeni endogeni).

Monoterpeni: si chiamano così le sostanze aromatiche presenti negli agrumi e in alcune spezie, in grado di bloccare l'azione delle proteine che stimolano la proliferazione cellulare.

Saponine: sono presenti nei legumi e nei cereali integrali e sono in grado di stimolare il sistema immunitario e di neutralizzare la formazione di sostanze carcinogene nell'intestino.

Fitosteroli: si trovano negli oli vegetali e riducono i livelli di colesterolemia, legandosi ai sali biliari.

Carotenoidi: gruppo di 700 composti, pigmenti naturali, solo alcuni di questi sono precursori della vitamina A, il più noto dei quali è il beta-carotene. Sono antiossidanti e antitumorali.

Enzimi

"Gli enzimi sono le sostanze che permettono la vita. Sono necessari affinché abbiano luogo tutte le reazioni chimiche all'interno del nostro corpo. Tutti i nostri organi, i tessuti e le cellule sono attivi grazie agli enzimi metabolici" – Dott. Edward Howell.

Gli enzimi sono sostante di natura proteica presenti in tutti gli organismi viventi, animali e vegetali, che sono in grado di favorire la crescita e lo sviluppo delle piante e ne possono anche modificare il colore.

Nel nostro organismo agiscono da catalizzatori, avviando funzioni come il mantenimento e la rigenerazione di tessuti, di organi e di fluidi e accelerando le reazioni chimiche nel corpo umano, che possono così avvenire spontaneamente e mantenerci vivi ed efficienti. Una loro carenza è la causa spesso misconosciuta di numerosi e fastidiosi disturbi: digestione difficile, pancia gonfia, stipsi, allergie, spossatezza, fame eccessiva.

Il corpo ne sintetizza circa venti, ma è necessario introdurli anche con la dieta perché la nostra produzione può essere incostante o insufficiente per varie cause (stress, inquinamento, farmaci, ecc.). Perciò occorre mantenerne sempre una buona scorta per non saccheggiare le riserve organiche. La diminuzione del patrimonio enzimatico presto o tardi sfocia in una degenerazione fisica e in problemi di salute più o meno gravi. Occorre quindi creare un buon equilibrio tra quelli prodotti in modo spontaneo dal pancreas e quelli assunti attraverso i cibi.

Anche in questo caso le scelte alimentari sono determinanti. Quando i cibi vengono cotti oltre i 50° per più di 20 minuti, gli enzimi in essi contenuti vengono distrutti. Anche nel caso di cibi raffinati, a lunga conservazione e con additivi chimici avviene la loro distruzione, perché sono sostanze vive e quindi deteriorabili. Il consumo quotidiano di cibi raffinati industrialmente richiede un processo digestivo più lungo e laborioso, che come in un circolo vizioso consuma da solo la maggior parte della già scarsa riserva di enzimi.

Uno dei luoghi enzimaticamente più attivi che esistano è la bocca di un bambino che mangia cibo cotto. Quando si comincia a mangiare cibo cotto, infatti, il corpo si adegua incrementando la produzione di enzimi della saliva per cominciare il più presto possibile la digestione dei cibi cotti. Questo fenomeno avviene tanto più a lungo quanto più abbiamo riserve di enzimi. I problemi iniziano ad insorgere quando invecchiamo e le nostre riserve diminuiscono di conseguenza.

Il dott. Meyer e i suoi colleghi del Michael Reese Hospital di Chicago hanno scoperto che gli enzimi nella saliva di un ragazzo sono 30 volte più forti di quelli di una persona dell'età di circa 70 anni. Senza il processo di metabolismo del cibo da parte degli enzimi cominciamo ad accumulare nel nostro corpo materiale mal digerito. Questo ci predispone ad aumentare di peso e a soffrire di infiammazioni, stagnazione, stress digestivo e fatica.

Una carenza enzimatica può quindi causare cattiva digestione, crampi, malassorbimento intestinale, candidosi, intolleranze, coliti, gonfiore addominale, indebolimento delle difese immunitarie.

Al contrario, dando ampio spazio all'interno della propria dieta a verdure di stagione crude si beneficia di tutti i vantaggi degli enzimi, di cui sono ricche, e non si rischiano carenze. Gli enzimi, specialmente quelli delle piante, sopravvivono nello stomaco e raggiungono l'intestino, dove possono essere assorbiti nei nostri tessuti aiutandoci a distruggere i residui dei cibi stagnanti. Per incrementare la scorta di enzimi, il modo migliore è consumare ogni giorno una buona dose di alimenti naturali crudi, coltivati in modo biologico o biodinamico, gli unici a mantenere intatto il loro apporto enzimatico.

Inoltre, bisogna ricordare che gli enzimi da soli non riescono a funzionare: hanno bisogno di essere attivati da altre sostanze, i coenzimi, che sono altrettanto importanti per far ripartire il metabolismo. Si tratta delle vitamine del gruppo B, della vitamina A, C e K e di alcuni minerali come lo zinco, il magnesio, il rame e il calcio. Queste sostanze sono contenute in misura sufficiente negli stessi alimenti che contengono enzimi.

Vitamine

Sono sostanze contenute negli alimenti, indispensabili al normale funzionamento di tutti i nostri processi biologici. Insieme ai sali minerali rientrano nel gruppo dei "micronutrienti". Hanno molteplici funzioni, come formazione e riparazione dei tessuti, digestione, produzione di sudore e urine, assorbimento di energia dai cibi, partecipazione alle funzioni metaboliche, secrezione ormonale, sostegno delle difese immunitarie ecc. Il nostro organismo produce autonomamente alcune vitamine, sebbene in piccole quantità (vitamina K e D). Il resto viene assorbito a partire dai cibi e prende il nome di "micronutrienti essenziali"; non ne occorrono grandi dosaggi, ma bisogna rifornirsene costantemente per non rischiare carenze, tanto più che queste sostanze sono fragili e poco resistenti al calore (tranne la vitamina D e quelle del gruppo B). Sono sostanze prive di calorie e quindi non partecipano al bilancio energetico dell'organismo. Il loro ruolo è legato alle reazioni enzimatiche che fanno parte del metabolismo energetico: in generale sono infatti dei cofattori enzimatici, cioè aiutano gli enzimi a funzionare nella maniera corretta, ma ogni singola vitamina possiede una specifica utilità a livello dell'organismo umano.

Le categorie vitaminiche sono due: liposolubili (cioè, quelle in grado di sciogliersi nei grassi) e idrosolubili (quelle che si sciolgono in acqua). Le prime sono A, E, D, K, F e il coenzima Q (chiamato anche *ubichinone*, ha un potente ruolo antiossidante e aiuta a produrre energia, protegge da malattie cardiovascolari, ipertensione e ipercolesterolemia); le seconde sono quelle del gruppo B e la famosa vitamina C. Un grande sottogruppo delle liposolubili è costituito dai carotenoidi (nei quali si trova il beta-carotene), che come abbiamo visto sono precursori della vitamina A, utile per proteggere la vista, prevenire i tumori, le bronchiti ecc. Quanto alle idrosolubili, è importante ricordare in particolare il sottogruppo dei bioflavonoidi, una classe di antiossidanti, un tempo detta vitamina P.

Tutte le vitamine lavorano in sinergia tra di loro, oltre che con i minerali e gli enzimi. Vediamole in dettaglio.

Vitamina A: chiamata anche *retinolo*, ha numerose funzioni importanti per l'organismo. È utile per la crescita, per la salute delle mucose degli apparati respiratorio, digerente e urinario; utile per la pelle, per la vista, per le ossa, per i denti, per la circolazione del sangue; ha inoltre funzione antistress, antinfettiva e preventiva anticancro.

Vitamina B: in realtà si tratta di un vasto gruppo di vitamine. La **B1**, detta *tiamina*, è la vitamina della mente, per i suoi benefici effetti sul sistema nervoso e sull'efficienza intellettuale. Chi fuma, beve alcolici, consuma molto zucchero o vive in condizioni di stress continuo necessita di maggiore apporto di vitamina B1. La vitamina **B2**, *riboflavina*, è fondamentale per il metabolismo e la salute di occhi, pelle, unghie e capelli poichè favorisce la respirazione cellulare e la formazione di nuovi globuli rossi nel sangue. La **B3** è conosciuta anche come *niacina* o *vitamina PP*, interviene nel metabolismo dei carboidrati, dei grassi e nel sistema circolatorio, ed è un forte equilibratore nervoso e antidepressivo indicato in caso di lesioni della pelle, disturbi circolatori periferici, infiammazioni della bocca, diarrea, affaticamento e cattiva digestione. La Vitamina **B5** contribuisce al metabolismo energetico del nostro corpo, aiuta il sistema nervoso e insieme alle altre vitamine del gruppo B contribuisce a mantenere in buona salute il sistema immunitario. La **B6**, detta anche *piridossina,* è fondamentale per sintetizzare la serotonina, conosciuta come l'ormone del buonumore. La **B9** è più comunemente conosciuta come *acido folico* ed è fondamentale per far sì che il nostro organismo possa produrre nuove cellule e globuli rossi e per il buon funzionamento del cervello. È essenziale durante la gravidanza per la corretta formazione del tubo neurale del feto e previene tra l'altro malformazioni neonatali come la spina bifida. La vitamina **B12** o *cobalamina* contribuisce alla sintesi del DNA e dell'emoglobina. È molto diffusa, ma soltanto tra gli alimenti di origine animale.

Vitamina C: il suo secondo nome è *acido ascorbico*, aumenta la resistenza alle infezioni rinforzando il sistema immunitario, possiede proprietà antiossidanti, risulta essenziale per la sintesi del collagene e favorisce l'assorbimento del ferro. Questa vitamina è molto sensibile al calore, per cui la cottura determina una sua perdita.

Vitamina D: chiamata 1,25 – diidrossicolecalciferolo, è l'unica vitamina sintetizzabile dall'organismo stesso attraverso una reazione innescata dalla luce solare a contatto con la pelle(per assicurarsi la dose giornaliera di questa vitamina si consiglia di esporsi al sole ogni giorno per 15-20 minuti). Regola il metabolismo del calcio, la salute dei nervi e il battito cardiaco. A causa del suo ruolo nel favorire l'assorbimento del calcio, una sua carenza può provocare rachitismo nei bambini e osteoporosi negli adulti e anziani.

Vitamina E: anche detta *tocoferolo*, presiede alla salute dei globuli rossi, rallenta l'invecchiamento e riduce la trombina nel sangue. I

sintomi di carenza sono anemia e danno ai nervi.

Vitamina K: è un fattore di coagulazione del sangue che previene le emorragie. La vitamina K2 è prodotta dai batteri della flora intestinale, mentre le verdure a foglia verde sono ricche di K1 (spinaci, broccoli, cavoli neri e ricci).

Sali minerali

Si tratta di sostanze inorganiche non energetiche, che permettono ai vari meccanismi del corpo umano di non incepparsi. Il nostro corpo non è in grado di produrre i minerali da solo e non è neanche in grado di assimilarli direttamente dalle rocce o dalla terra nella loro forma inorganica. Il nostro organismo, infatti, assimila soltanto sostanze organiche. A differenza del nostro corpo, però, le piante riescono ad assimilare i minerali inorganici e li trasformano nella loro forma organica, assimilabile dall'uomo.

I minerali sono i principali costituenti di ossa, denti, tessuti ecc. Sono utili anche per regolare il passaggio dei fluidi tra le cellule e sostengono l'attività muscolare. Vengono divisi in due grandi gruppi: i macroelementi (calcio, potassio, magnesio ecc.), di cui il corpo necessita maggiori quantità; gli oligoelementi (come ferro e zinco), sufficienti in piccole dosi. Entrambi vanno assunti con la dieta perché l'organismo non è in grado di produrli. Come accade per gli altri alimenti esposti in precedenza, per mantenere un livello ematico accettabile di sali minerali essi devono essere reintegrati quotidianamente.

L'alimentazione odierna è povera di minerali perché basata su cibi raffinati, e altrettanto carenti sono i terreni eccessivamente sfruttati dall'agricoltura intensiva, tanto più che i concimi chimici non sono utili sotto questo aspetto. Per questo motivo la scelta biologica è importante. Come le vitamine, anche i sali lavorano in sinergia tra loro; alcuni (calcio, magnesio, rame e zinco) servono per attivare la benefica azione degli enzimi. Vediamo le loro funzioni specifiche più in dettaglio.

Calcio: prevalentemente localizzato nello scheletro e nei denti, il resto nelle cellule e nel sangue. Un giusto apporto di calcio favorisce la contrazione muscolare, la coagulazione sanguigna, la trasmissione degli impulsi nervosi. La carenza di questo minerale comporta malattie ossee come il rachitismo e l'osteoporosi.

Fosforo: diffuso nel tessuto osseo e nei denti, è anche presente nel tessuto muscolare e nel sangue. Svolge un ruolo fondamentale nella produzione di energia.

Magnesio: come fosforo e calcio, è abbondante nel tessuto osseo e si trova anche nel tessuto nervoso e muscolare.

Potassio: gli spinaci, gli asparagi, le patate e le banane ne sono ricchi. Una carenza di questo minerale determina crampi muscolari e anomalie del ritmo cardiaco.

Sodio: partecipa insieme al potassio alla "pompa sodio-potassio", fondamentale per gli scambi tra le cellule.

Cloro: si trova soprattutto nello stomaco, dove partecipa al processo di digestione.

Zolfo: indispensabile per lo sviluppo di peli, capelli ed unghie, nonché per la formazione e lo sviluppo delle cartilagini.

Ferro: gli spinaci ne sono ricchi. Il deficit di ferro provoca astenia e anemia, mentre un suo eccesso determina una malattia caratterizzata da accumulo chiamata *emosiderosi*.

Rame: la carenza di rame è responsabile di fragilità ossea ed anemia.

Zinco: favorisce l'avvio delle reazioni chimiche, operando come un catalizzatore. Una carente assunzione di zinco è responsabile di svariati sintomi, come ritardi della guarigione delle ferite e della risposta immune, alterazioni cutanee, ipogonadismo e nanismo.

Fluoro: è un minerale presente nelle ossa e in modo particolare nei denti. Una carenza di questo minerale determina abbondanti carie dentali.

Iodio: è indispensabile per la formazione dell'ormone tiroideo.

Selenio: la funzione principale del selenio è quella di proteggere le membrane cellulari. Contrasta i radicali liberi e si pensa che abbia una funzione antinvecchiamento.

Cromo: favorisce il fisiologico svolgimento di diversi metabolismi, tra cui quello dei grassi. Per quanto riguarda il ciclo degli zuccheri, permette una normale funzione dell'insulina. A riprova di ciò, la carenza di cromo determina un incremento della glicemia, dei trigliceridi e del colesterolo.

Cobalto: è una sostanza che partecipa alla formazione della vitamina B12.

Manganese: si tratta di un minerale molto importante, la cui carenza provoca un rallentamento nella crescita in generale, ed in particolare per quanto riguarda la crescita di barba e capelli.

Clorofilla

La clorofilla è il pigmento verde delle piante che si concentra nel compartimento (cloroplasti) delle cellule vegetali e serve per convertire l'energia luminosa in energia chimica. Presente soprattutto nelle verdure a foglia verde, è detta "sangue vegetale" per la sua composizione simile a quella dell'emoglobina, deputata al trasporto dell'ossigeno ai tessuti e alle cellule. La differenza è che quest'ultima contiene ferro, mentre la prima è ricca di magnesio, la cui carenza può causare confusione mentale, stanchezza, crampi, irritabilità, problemi di coordinazione muscolare. Per questo motivo si dice che le verdure a foglia verde sono molto ricche di magnesio, per esempio broccoli, cavoli, peperoni verdi, carciofi, prezzemolo, lattuga, cicoria, cima di rapa, spinaci, alga spirulina.

Oltre a favorire il trasporto dell'ossigeno verso cellule e tessuti, la clorofilla stimola la disintossicazione epatica e previene i tumori. È poi un valido alcalinizzante e contrasta la formazione di calcoli renali. Inoltre dà sollievo a flussi mestruali troppo abbondanti, purifica il corpo, migliora lo stato di salute delle vene varicose, favorisce l'assorbimento di oligoelementi, sgonfia l'intestino, aumenta il senso di sazietà. La sua capacità di ossigenazione delle cellule permette all'organismo di resistere meglio allo stress fisico, riducendo i tempi di ripresa muscolare e rallentando i processi di invecchiamento.

Alcuni ortaggi (come il radicchio, i cardi, il sedano e la lattuga) vengono sottoposti a un processo chiamato *imbianchimento*: vengono cioè tenuti al buio, così la loro fibra diventa più tenera e croccante. L'imbianchimento penalizza il contenuto di vitamine negli ortaggi, perché dove non c'è luce non c'è clorofilla, e dove non c'è clorofilla non si sintetizzano vitamine. È quindi preferibile, qualora sia possibile, acquistare ortaggi freschi direttamente dal produttore, cercando di limitare gli acquisti al supermercato per quanto riguarda frutta e verdura.

Aminoacidi

Sono i "mattoncini" che costituiscono le proteine. Il nostro corpo ne produce solo 12 dei 20 esistenti. Gli altri 8 (detti perciò essenziali) vanno introdotti con la dieta. Le proteine hanno varie funzioni, tra cui quella energetica. Sono indispensabili per la formazione e il sostegno di muscoli, tendini e legamenti, capelli e unghie, ma intervengono anche in processi quali coagulazione del sangue, sostegno delle difese immunitarie, controllo della glicemia, sintesi di alcuni ormoni.

A seconda dei tipi, le proteine hanno poi diversi campi di azione; per esempio la lisina favorisce la concentrazione, la tirosina interviene nella lotta allo stress, la metionina nella regolazione del battito cardiaco. Alcuni aminoacidi sono poi precursori di sostanze indispensabili per l'organismo: è il caso di cisteina e metionina, le quali favoriscono la produzione di glutatione (un antiossidante) e di cheratina (utile per unghie e capelli) o del triptofano, il precursore della serotonina (antidepressiva) e della melatonina, la quale regola il ciclo di sonno e veglia. In succhi, centrifugati e frullati gli aminoacidi risultano più digeribili e quindi più assimilabili.

I vegetali da preferire in questo caso sono i germogli e tutte le verdure a foglia verde.

Capitolo 2

Succo, Centrifugato o Frullato?

Spesso i termini "succo", "centrifugato" e "frullato" vengono confusi ed usati in modo errato.

Essi rappresentano tre diversi tipi di bevande, ognuna con proprietà, gusto e consistenza specifiche.

Centrifugato

Si ottiene inserendo frutta e verdura nell'apposito strumento, la centrifuga: quest'ultima le riduce in polpa molto velocemente e poi separa il liquido, che viene raccolto in un contenitore apposito. Si dice che la macchina tende a scaldare i vegetali nel momento in cui vengono a contatto con le lame, le quali possono ruotare ad una velocità di 15'000 giri al minuto. Per questo motivo si può verificare una perdita di enzimi (che, come detto, vengono danneggiati da temperature maggiori di 50 gradi). È possibile in determinati casi anche sfruttare il contenuto nutrizionale delle bucce. Al pari dei succhi, i centrifugati risultano utili all'interno di una dieta equilibrata e variata, soprattutto durante periodi di stress, allenamento fisico intensivo, eccessivo calore ecc. Sono inoltre quasi privi di fibre, le quali vengono eliminate insieme alla polpa.

Frullato

È una bevanda cremosa che si prepara unendo frutta con acqua, yogurt o latte (animale o vegetale) nel frullatore; in alternativa è possibile utilizzare anche verdure crude. Il frullato è composto da tutte le parti del vegetale, senza alcuno scarto. Ha il vantaggio di conservare le fibre, che svolgono molteplici funzioni nell'organismo (regolarizzano l'attività intestinale, disintossicano, mantengono basso il livello di colesterolo, aiutano a prevenire il tumore al colon-retto). Il frullato è particolarmente saziante e gustoso.

Succo

Verdura e frutta vengono inserite in un apparecchio detto estrattore di succo a freddo, che lavora molto più lentamente rispetto ad una centrifuga o un frullatore, scaldando molto meno i vegetali. Questi non vengono centrifugati in pochi secondi, ma sono "masticati" lentamente, a una velocità di circa 80 giri al minuto per gli estrattori di vecchia generazione, e 40 giri al minuto per le tecnologie più recenti. Il risultato è un liquido denso, con più o meno fibre a seconda del modello usato. Il prodotto di scarto è molto limitato e pressoché privo di nutrienti, anche se può essere utilizzato in impasti di torte, biscotti oppure come base per soffritti nel caso di sedano e carote. Come per i centrifugati, si possono sfruttare anche le bucce.

Centrifuga o Estrattore di succo?

Come si è visto, la centrifuga e l'estrattore di succo consentono di spremere il succo dalla frutta e dalla verdura, lasciando fuori quasi tutta la polpa, che viene raccolta in un contenitore apposito. Per quanto riguarda il secondo strumento, possono essercene di vari tipi in commercio, ma il più diffuso è quello definito "estrattore a freddo". Poiché il risultato che si ottiene utilizzando questi due utensili da cucina è abbastanza simile, è utile comprendere quali sono le differenze fra una centrifuga e un estrattore di succo.

La centrifuga utilizza delle lame per spezzettare la frutta e la verdura introdotte al suo interno in pochi istanti e poi la polpa viene a depositarsi in un punto nel quale è filtrata grazie a un dispositivo apposito che consente di far passare solamente il succo.

Nel caso dell'estrattore, invece, la polpa viene semplicemente schiacciata e setacciata, per cui il succo non si ottiene per via della forza centrifuga.

Inoltre, come detto, la centrifuga ha una velocità di rotazione notevolmente superiore rispetto a un estrattore di succo; essa può raggiungere i 18.000 giri al minuto, mentre un estrattore a freddo ne compie 80 o meno. Si tratta di una differenza davvero incredibile, che può influenzare la bontà della bevanda prodotta, sia per quanto riguarda il gusto sia per i valori nutrizionali.

Per via dell'alta velocità, infatti, la temperatura raggiunta dalla frutta e dalla verdura in una centrifuga può arrivare a superare i 70° e secondo alcuni questo distruggerebbe parte delle sostanze nutritive più sensibili al calore presenti nel succo, come gli enzimi.

La maggiore o minore velocità di rotazione determina in ogni caso anche la rumorosità degli apparecchi, per cui è ovvio che un estrattore di succo sarà sicuramente più silenzioso di una centrifuga: ciò può fare la differenza se si ha intenzione di produrre una bevanda fresca al mattino appena svegli, mentre gli altri membri della famiglia stanno dormendo.

Un'altra differenza fra la centrifuga e l'estrattore è data dal fatto che il sistema utilizzato dagli estrattori permette di ottenere meno scarti e di separare dalla polpa una quantità di succo maggiore. Per questo motivo la polpa ottenuta con un estrattore è molto più secca e insapore di quella che si ottiene con la centrifuga. È anche vero però che questo può essere visto come uno svantaggio nel caso in cui si desideri utilizzare la polpa ottenuta dopo l'estrazione per realizzare gustose ricette, cosa che diventa possibile se si possiede una centrifuga.

Un altro grosso svantaggio dell'estrattore rispetto ad una centrifuga, d'altra parte, è legato al costo. Infatti, una centrifuga di qualità buona si può trovare spendendo meno di 100 euro, mentre i prezzi degli estrattori partono da almeno 150 euro, per arrivare ai 1000 euro e oltre nel caso di macchinari top di gamma.

Capitolo 3

I benefici dei Succhi Verdi

"Bere anche un solo bicchiere di succo fresco ogni giorno è un modo semplice e affidabile di introdurre nel tuo organismo un ampio spettro di vitamine, minerali e fitonutrienti che possono proteggere le tue cellule contro l'invecchiamento prematuro e malattie." - Dr. Ben Kim.

Il Succo Verde è una bevanda energetica perfetta per tutte le persone ed è anche ideale per i bambini, che possono così godere dei benefici di molti vegetali a foglia verde in una forma più gustosa ed appetibile. È un succo adatto alla prima colazione ma lo si può assumere durante qualsiasi pasto e in qualsiasi momento della giornata. I succhi verdi sono diventati famosi negli USA grazie al Dr. Max Gerson e al suo omonimo metodo per curare se stesso e i suoi pazienti dal cancro.

Grazie all'assunzione di una dieta disintossicante basata su succhi di verdure, germogli e cibi crudi, questo metodo alternativo è riuscito a far guarire numerose persone da diverse malattie.

I benefici dei succhi verdi sono numerosi. Si tratta di bevande altamente alcalinizzanti, disintossicanti, idratanti e ricostituenti. Malattie, infiammazioni, vari dolori e tumori prosperano in un ambiente acido: regolando il PH e ristabilendo l'equilibrio nel tuo organismo, potrai ricostruire muscoli e cellule danneggiate.

I succhi verdi offrono un ampio spettro di sostanze nutrienti, derivate da diverse verdure e germogli. Inoltre, essi apportano una grande quantità di clorofilla, la quale, come abbiamo visto, neutralizza le tossine all'interno del tuo corpo, aiuta a purificare il fegato, aiuta a risolvere problemi legati al livello di zucchero nel sangue, regola la digestione e aiuta a ricostruire i tessuti. Le verdure a foglia verde contengono proteine e aminoacidi e non fanno innalzare il livello di zucchero nel sangue, a differenza di alcuni frutti e di alcune verdure come carote e barbabietole rosse (è meglio combinare questi vegetali in un succo a base di verdure verdi, poiché la fibre contenute in quest'ultime aiutano a limitare e rallentare l'assorbimento degli zuccheri).

Se vuoi rendere più dolce il tuo succo, hai a disposizione diverse opzioni: puoi aggiungere mele, pere, agrumi, ananas, carote, kiwi, susine, oppure un dolcificante naturale come la stevia. All'inizio, aggiungi quante mele o pere vuoi per rendere il sapore del succo più appetibile. Quando ti sarai abituato, potrai provare a berlo senza troppi "elementi dolcificanti" (che, in caso si tratti di frutta, fanno bene!). Chi soffre di diabete dovrebbe attenersi all'aggiunta di mele e pere e prestare attenzione alla loro quantità.

Normalmente, si consiglia di bere il succo non appena ottenuto, poichè i nutrienti iniziano ad ossidarsi se esposti alla luce e all'ossigeno. Puoi aggiungere del limone, che dà un buon sapore e ne rallenta l'ossidazione. Se non hai intenzione di berlo subito, conservalo in un contenitore o in un barattolo chiuso ermeticamente e bevilo entro 24 ore, anche se si pensa che un succo ottenuto da un estrattore possa durarne anche 48-72. Se invece utilizzi una centrifuga, bevilo entro 24 ore. Puoi anche refrigerare i tuoi succhi tenendoli sempre chiusi ermeticamente.

Ricorda di evitare i succhi preconfezionati che trovi al supermercato. Questi prodotti sono pastorizzati, scaldati fino al punto in cui tutte le vitamine e minerali vengono danneggiati. Inoltre, sono ricchi di zucchero. Per questo motivo, bere questi succhi di frutta innalzerà la tua glicemia per poi farla precipitare, causando malessere fisico e mentale.

I succhi freschi, invece, apportano energia naturale, enzimi, vitamine, minerali, e molto altro. Tra questi due tipi di prodotti non c'è partita per quanto riguarda la tua salute! Ti sorprenderai dell'energia che puoi avere una volta che il tratto digestivo è stato liberato dai detriti. Quando il tuo sistema non viene pulito regolarmente, può succedere che si crei una condizione cronica di autointossicazione, dove le tossine create dalla putrefazione dei cibi stagnanti nel colon si riversano nel flusso sanguigno. Per depurarsi basta bere un succo verde con regolarità, oppure dedicare un giorno alla settimana in cui disintossicarsi completamente, arrivando a bere 2 litri di succhi verdi durante tutto l'arco della giornata. Dovresti capire esattamente quando è il caso di non berne più e quando puoi prenderne ancora. Ascolta il tuo corpo e usa il buon senso.

Nei prossimi capitoli ti mostrerò molte ricette gustose per ottenere ottimi succhi verdi. In ogni caso, se vuoi sperimentare, ricorda che la regola principale è la semplicità! Parti con una base di sedano o di cetriolo, poi scegli un tipo di verdura a foglia verde e successivamente addolcisci il tutto con della frutta. Per esempio: cetriolo, prezzemolo e mela. Molto semplice e rinfrescante!

Molti si chiedono se mangiare qualcosa insieme a un succo verde sia giusto o sbagliato. La risposta è: dipende dal tuo corpo! Se ti ritrovi affamato dopo aver bevuto il tuo succo, sei libero di aggiungerci uno spuntino leggero. Puoi combinare il succo fresco con della frutta di stagione o con un'insalata. Bevi prima il succo e aspetta almeno 15-20 minuti prima di mangiare cibo solido.

Per chi soffre di diabete, il succo verde è una bevanda perfetta. Può essere bevuto puramente composto da verdure oppure può essere addolcito con frutta a basso indice glicemico, come per esempio una mela verde, una pera verde, limoni e lime. Assicurati di chiedere al tuo medico prima di farlo!

Per quanto riguarda la polpa che viene scartata dal tuo macchinario, esistono diversi modi per riutilizzarla. Puoi reintrodurla nel macchinario per ottenere ancora più succo. Puoi usarla per creare deliziosi crackers, muffins, torte e biscotti, specialmente con la polpa di carote. Oppure, puoi usarla come concime per le piante!

Capitolo 4

Succhi semplici per principianti assoluti

In questo capitalo puoi trovare un elenco di succhi semplici a base di un singolo frutto o di una singola verdura. Questi succhi non sono i famosi "succhi verdi", che invece potrai trovare in un successivo capitolo.

Succhi semplici di frutta

Succo di mela

- Riduce lo stress, migliora le funzioni intestinali, aumenta l'appetito.

- Le mele possono produrre molta schiuma durante la spremitura, quindi non preoccuparti, è normale. Le mele in stagione a Settembre – Ottobre hanno solitamente una polpa più morbida e un minore contenuto di succo, quindi non sono ideali per centrifugati ed estratti. Le migliori sono le mele in stagione a Novembre, oppure le Granny Smith, le Fuji o le Kanzi.

- Limoni, mandarini e arance migliorano il gusto del succo ed aiutano a combattere l'ossidazione e lo scolorimento rapido tipico delle mele.

Succo d'uva

- Previene l'invecchiamento, il cancro e le malattie cardiovascolari.

- Rimuovi gli acini dal gambo e lavali prima di introdurli nell'estrattore o nella centrifuga.

- Puoi aggiungere una fetta d'anguria, poiché quando vengono spremuti insieme l'assorbimento delle sostanze nutritive e gli effetti diuretici migliorano.

Succo di kiwi

- Favorisce la digestione e la salute della pelle.

- La buccia è ricca di sostanze nutritive e quindi si consiglia di lasciarla (ovviamente dev'essere lavata accuratamente).

- Per combattere la stitichezza, è efficace l'aggiunta di una mela.

Succo di mango

- Ricco di beta carotene, previene la stitichezza e le malattie cardiovascolari.

- Dopo aver tolto il seme duro, taglia il mango a pezzi, buccia compresa.

- Mango e ananas sono un'ottima accoppiata sia dal punto di vista delle sostanze nutritive sia da quello del gusto.

Succo di arancia

- Allevia la fatica e riduce lo stress, previene l'osteoporosi.

- Elimina la buccia.

- Aggiungi una banana per smorzare l'asprezza dell'arancia.

Succo di ananas

- Favorisce la digestione, attenua l'artrite, migliora la memoria.

- Rimuovi la buccia e il torsolo, troppo duro per un estrattore o una centrifuga.

- Puoi aggiungere una mela per un mix di sapori rinfrescanti.

Succo di melograno

- Allevia i sintomi della menopausa, previene l'arteriosclerosi, ha proprietà anti-invecchiamento-

- Rimuovi la buccia e raccogli i frutti del melograno.

- Anche in questo caso, il sapore della mela si combina molto bene con quello del melograno.

Succo di fragola

- Aiuta a prevenire l'influenza ed accentua la bellezza della pelle.

- Puoi aggiungere una banana per ottenere un succo più dolce e denso.

Succhi semplici di verdura

Succo di carota

- Migliora la vista, ha proprietà anti-invecchiamento, rafforza il sistema immunitario.

- Spremere le carote è molto impegnative per un estrattore di succo, quindi se questo è il tuo caso ricordati di tagliarle in pezzetti sottili.

- Dato che le carote possiedono un basso contenuto di acqua, aggiungendo una mela ed inserendola nell'estrattore in modo alternato rispetto alla carota, potrai ottenere un risultato migliore per consistenza e sapore.

Succo di sedano

- Previene la demenza e l'osteoporosi e stimola l'appetito.

- Il sedano è molto fibroso, quindi taglialo in pezzetti piccoli.

- Puoi aggiungere un'arancia per fondere il suo dolce aroma con il profumo forte del sedano.

Succo di cavolo nero

- Migliora la circolazione del sangue, previene l'anemia, migliora la salute della pelle, migliora la vista.

- Aggiungendo una mela o una pera, potrai mitigare il sapore amaro del cavolo nero.

Succo di cavolo cappuccio (bianco o rosso)

- Previene le malattie del cuore e guarisce l'ulcera gastrica.

- Il cavolo cappuccio è viscoso e contiene poca acqua: aggiungi una pera per ottenere un'estrazione migliore e per bilanciare il gusto acre del cavolo.

Succo di broccoli

- Previene il cancro, migliora la circolazione, previene la demenza.

- Non gettare i gambi! Sono ricchi di sostanze nutritive, quindi tagliali in modo appropriato per la spremitura.

- Anche in questo caso, aggiungendo una pera puoi ottenere un succo più fluido e con un gusto più bilanciato.

Succco di pomodoro

-   Migliora le funzioni della prostata, ha proprietà anti-invecchiamento.

-   I pomodori hanno un basso contenuto di zucchero e il loro succo ha una consistenza densa. Per renderlo più fluido e dolce puoi aggiungere dell'uva.

Capitolo 5

Ricette di Succhi Verdi, per principianti ed avanzati

Dopo aver fatto pratica con le ricette più semplici, puoi finalmente iniziare a produrre i famosi e salutari succhi verdi. In questo capitolo troverai ricette per principianti e alcune ricette più particolari, con le quali potrai variare i sapori. Tutte queste ricette possono essere ottenute tramite un estrattore di succo a freddo o con una centrifuga. Prima di utilizzare frutti contenenti noccioli duri e grandi, ricordati di privarli del nocciolo. Ed ovviamente tieni sempre a mente le tue allergie e quelle dei amici e famigliari: non usare mai alimenti che causano reazioni allergiche!

5 Ricette semplici, per principianti:

Cetriolo dolce

4 manciate di foglie di spinaci (le bietole sono un ottimo sostituto)

2 cetrioli

4 Mele Fuji piccole, oppure 2 medie

Gli spinaci rientrano nel gruppo dei vegetali più salutari, contenenti uno spettro completo di vitamine e minerali, con proprietà anti infiammatorie e anti cancro.

Sostanze nutritive degli spinaci: Vitamina K, Vitamina A (Beta-Carotene), Manganese, Ferro , Vitamina C, Vitamine del complesso B, Calcio, Potassio, Triptofano, Vitamina E, Rame, Zinco.

Menta e Ananas

1 Cetriolo

1 Mela Granny Smith

1 Fetta di ananas

3 Foglie di cavolo verde

1 Manciata di foglie di menta

1/2 Limone (senza buccia)

Il cavolo verde è uno dei cibi più ricchi di nutrienti. I suoi numerosi benefici includono il miglioramento del sistema immunitario, supporto cardiovascolare, supporto alla pelle, costruzione delle ossa, detossificazione e azione anti cancro. È stato dimostrato che le proprietà nutrizionali del cavolo verde abbassano il rischio di incorrere in cinque diversi tipi di cancro: alla vescica, al seno, al colon, alle ovaie e alla prostata. Esistono almeno quattro varianti di cavolo verde in vendita: includile tutte nella tua dieta e nei tuoi succhi!

L'ananas è conosciuto per la sostanza alcalinizzante chiamata bromelina, che aiuta nella digestione ed è collegata ad una riduzione delle infiammazioni nelle artriti e in altre malattie infiammatorie.

Sostanze nutritive del cavolo verde e delle sue foglie: Vitamina K, Vitamina A (beta-carotene), Vitamina C, Manganese, Rame, Triptofano, Calcio, Potassio, Ferro, Vitamina B6, Magnesio.

Mela e cavolo

3 Foglie di cavolo verde

5 Mele piccole (o 3 mele medie)

½ Limone senza buccia

Le mele, come detto, rappresentano un'aggiunta eccezionale ad ogni ricotta di succo fresco. Contengono molte vitamine, sali minerali, acido malico e aiutano nella digestione, abbassano il colesterolo e migliorano la condizione della pelle. Ci sono tante varietà di mela che puoi provare, ognuna con succo dal gusto particolare. Le mele rosse tendono a contenere più zuccheri, mentre quelle verdi (le Granny Smith) sono quelle con minor contenuto di zucchero.

Sostanze nutritive delle mele: Vitamina C e Polifenoli.

Rinfrescante primaverile

1 Mela Fuji

1 Cetriolo

1 cm di zenzero (radice)

1 Piccola manciata di foglie di menta

I cetrioli hanno un alto contenuto di acqua e di sali minerali: sono perfetti per idratare il tuo corpo profondamente. I più importanti fitonutrienti che si trovano in questo ortaggio sono i lignani e i flavonoidi: i primi hanno notevoli proprietà anticancro, i secondi sono potenti antiossidanti.

Sostanze nutritive dei cetrioli: Vitamina K, Molibdeno, Vitamina C, Potassio, Manganese, Magnesio e Triptofano.

Classico succo verde

1 Cetriolo

2 Gambi di sedano

1 Manciata di prezzemolo

4 Rametti di basilico

2 Mele

Questa semplice e classica ricetta comprende due erbe importanti che dovresti includere nella tua dieta quotidiana, il prezzemolo e il basilico. Il primo contiene composti anti batterici e anti fungini, la cui efficacia contro la salmonella è stata confermata. Il prezzemolo è conosciuto per la sua notevole capacità di depurare l'organismo dai metalli pesanti, oltre a supportare la salute cardiovascolare, contrastare il diabete e l'ansia, abbassare il livello di zuccheri nel sangue.

Anche il basilico offre capacità anti batteriche, benefici anti infiammatori e cardiovascolari.

Sostanze nutritive del basilico: Vitamina K, Ferro, Calcio, Vitamina A (beta-carotene), Manganese, Triptofano, Vitamina B6, Magnesio, Vitamina C e Potassio.

Eccoti ora alcune ricette per esperti, in modo da variare i sapori mantenendo gli effetti benefici dei succhi verdi!

Ananas piccante

2 Fette grandi di ananas

5 Foglie di cavolo verde

1 Cetriolo

½ – 1 Jalapeno/peperoncino (½ peperoncino se non vuoi un succo troppo piccante)

Agrumi e sedano

1 Arancio

½ Cetriolo

3 Gambi di sedano

½ Limone

1 Mela Fuji

Uva e zenzero

6 Foglie di bietola

1 Grappolo di uva verde

½ Cetriolo

1 Mela verde

1-2 cm di zenzero

Dolce e salato

1 Zucchina

3 Pere

½ Finocchio

4 Cime di broccoli

1 Manciata di spinaci

Succo rosso

1 Barbabietola

1-2 Mele

1 Cetriolo

3 Foglie di bietola

10 Rametti di prezzemolo

Succo estivo

300 Grammi di anguria (la quantità dipende dai tuoi gusti)

2 Mele

1/2 Limone (senza buccia)

4 Foglie di cavolo verde

Capitolo 6

Combinazioni originali per succhi eccezionali

Ora ti elenco una lista di ricette in cui compaiono diversi tipi di ortaggi e frutta. Non sono solo succhi verdi: potrai sbizzarrirti cercando nuovi colori e sapori, per te e per i più piccoli. La combinazione con frutti dolci ed ortaggi amari può creare piacevoli abbinamenti o semplicemente nascondere il sapore di verdure dal gusto molto deciso, che non riusciremmo a bere se non mascherate da un dolce e profumato succo di mele (o altra frutta).

Anche in questo caso, la scelta tra una centrifuga e un estrattore di succo sta completamente a te. Tieni a mente che i risultati potrebbero essere diversi a seconda della macchina che hai deciso di acquistare.

Mix di sapori

4 grosse foglie di lattuga romana

1/2 peperone giallo (mondato e privato dei semi)

1/2 tazza di cavolo nero

1 mela verde

1 mela rossa dolce

1/2 finocchio

4 pezzetti di sedano

1 tazza di spinaci

2,5 cm di zenzero fresco (con la buccia)

1/4 di limone (sbucciato)

1/2 cetriolo

Il finocchio e il sedano in questo succo sono estremamente disintossicanti per l'apparato digerente, e tutte le verdure e la frutta sono ricche di antiossidanti e vitamine. Il peperone deve essere ben maturo in modo da massimizzare il contenuto di vitamina C.

Succo ACE

2 Arance

3 Carote

1 Limone

Il succo ACE, composto da arance, carote e limone contiene forti concentrazioni di vitamina A, vitamine C ed E, da cui prende il nome. Le arance e il limone sono da pelare completamente prima di estrarne il succo.

Prezzemolo e carote

1 Bel mazzo di prezzemolo fresco

1 Mela

2 Carote

1 Gambo di sedano

Il prezzemolo, unito agli altri ingredienti, aiuta l'organismo a recuperare le energie perse e a liberarsi delle tossine accumulate. Le carote sono utili nel periodo estivo poiché favoriscono una buona abbronzatura e mantengono la pelle in salute.

Sedano e carote #1

3 Gambi di sedano

1 Mela

1 Cetriolo

1 Rametto di prezzemolo

4 Foglie di spinaci

4 Carote

In questa ricetta puoi sostituire la mela con la pera, in base alla frutta a tua disposizione e a seconda dei tuoi gusti. Si tratta di un classico succo verde con l'aggiunta di una buona quantità di carote: da provare!

Sedano e carote #2

2 Carote

1 Gambo di sedano

1 Cespo di broccoli

1 Pera

Kiwi e arance

3 Kiwi

2 Arance (senza buccia)

I kiwi e le arance sono noti per essere ricchi di vitamina C. Il succo di kiwi e arance aiuterà l'organismo a fare scorta di potassio e vitamina K. Questa combinazione viene consigliata per ridurre il colesterolo e per incrementare l'assorbimento del ferro. E poi, essendo dissetante e leggera, è perfetta per l'estate!

Mela e pomodoro

1 Mela

1 Pomodoro

1 Cetriolo

Perfetto per l'estate, essendo tutta frutta di stagione!

Mela e carota

3 Carote

1 Mela Fuji

1 Gambo di sedano

Questo centrifugato permette di unire le proprietà benefiche di mela e carote, entrambe ricche di vitamine, con l'azione disintossicante del sedano.

Pomodoro e peperoncino

1 pomodoro da insalata

1 peperoncino verde

1 tazza di coriandolo

1/2 cipolla rossa (sbucciata)

1 cetriolo e ½

1/2 lime (sbucciato)

Le cipolle rosse sono ricche di effetti benefici, ma non tutti amano mangiarle crude. Sono antinfiammatorie, antibatteriche e contengono la quercetina, che aiuta a combattere il cancro. Questo succo è abbastanza salato e quindi rappresenta una buona alternativa a quelli dolci. Se ti piace il piccante, potete anche tenere i semi del peperoncino!

Succo tropicale

1 Ananas

1 Mango

1 Papaya

1 Lime

1 Pezzetto di zenzero

Un succo gustoso e rinfrescante, da servire con qualche ciuffo di coriandolo fresco.

Limone e pera

2 Pere

2 Mele

1 Limone (senza buccia)

Il succo di limone, come si sa, ha un sapore piuttosto aspro, ma potrete rendere la bevanda più gradevole se sceglierete mele e pere mature e dolci, evitando il colore verde.

Cetriolo, mela verde e zenzero

1 Cetriolo

1 Mazzetto di spinaci

1 Mela verde Granny Smith

2 Gambi di sedano

3 Rametti di rosmarino

1 Cucchiaino di succo di limone

1 cm di zenzero (radice)

Lo zenzero fresco po' essere aggiunto a piacere in qualsiasi ricetta, se il suo sapore è di tuo gradimento. Esso stimola l'organismo a liberarsi delle tossine e darà alla bevanda un gusto più deciso e leggermente piccante.

Mela e cavolo rosso

1-2 Mele

¼ di cavolo rosso

Acqua

Ecco una combinazione benefica per l'apparato digerente, in particolar modo per le pareti dello stomaco. Possiede spiccate proprietà lenitive, utili soprattutto a chi soffre di gastriti o di ulcere. Il cavolo rosso è una variante del cavolo di cui si è parlato precedentemente, e aiuta l'organismo a depurarsi. Se occorre, diluisci il composto con un po' d'acqua.

Pera e zenzero

2-3 Pere

3 Foglie di cavolo nero o cavolo riccio

1 cm di zenzero fresco

Se vuoi preparare una versione particolarmente dissetante e rinfrescante di questo succo, lascia riposare le pere per un po' in frigorifero prima di passare alla normale preparazione con la centrifuga o l'estrattore.

Pompelmo, mela e papaia

1 Pompelmo rosa (senza buccia)

1 Mela verde

½ Papaia

Per eliminare la fame che ti attanaglia durante la dieta (se ne stai seguendo una), potrai sfruttare questo centrifugato come spuntino veloce! Nel caso non riuscissi a trovare la papaia, usa solo pompelmo e mela e aggiungi un pizzico di cannella in polvere.

Bloody Mary vegan

1 tazza da thè di cavolo nero

2 pomodori da insalata

3 pezzetti di sedano

1 cetriolo

1 fetta di rafano fresco (spessa circa 1 cm, con la buccia, da regolare a seconda dei tuoi gusti)

un pizzico di pepe di Cayenna

una spruzzata di tamari (è una salsa di soia giapponese)

1 cucchiaino di aceto di mele

Questa ricetta è la versione vegana di un Bloody Mary. Le verdure disintossicanti e alcalinizzanti aiutano a eliminare le tossine, mentre il rafano fresco ha molti glucosinolati, che aiutano a disintossicare il fegato, come anche l'aceto di mele, da acquistare non pastorizzato (è riportato sull'etichetta della bottiglia).

Prugne, lamponi e mirtilli

4 Susine

3 Cucchiai di lamponi

3 Cucchiai di mirtilli

½ Limone (senza buccia)

Un mix che darà alle tue gambe un aiuto efficace contro gli odiati capillari!

Combinazione brucia-grassi

4 Pomodori

½ Peperone rosso

1 cm di zenzero fresco

Un centrifugato di colore rosso, ricco di licopene e antocianine, potenti antiossidanti e anti infiammatori. Il succo di peperone, essendo ricco di oli essenziali, potrebbe risultare poco digeribile.

Succo ai frutti rossi

200 grammi di more

200 grammi di lamponi

200 grammi di fragole

200 grammi di uva nera

Foglie di menta a piacere

Fresco e gustoso, da servire con foglioline di menta e scorze di lime.

Succo ai frutti di bosco

100 grammi di fragole

50 grammi di mirtilli rossi

100 grammi di lamponi

1 Pera

I frutti di bosco rappresentano un'opzione in grado di unire la bontà data dal loro gusto e la ricchezza di antiossidanti. Lamponi, fragole e mirtilli rinforzano le difese immunitarie e contribuiscono al benessere della pelle.

Combinazione rivitalizzante

2 Arance

1/4 Barbabietola

1 Broccolo, circa 300 grammi

½ Limone

Immergi il broccolo in acqua fredda per un po' di tempo, quindi sciacqualo bene e taglialo a pezzettini di dimensioni adeguate all'imboccatura dell'estrattore o della centrifuga.

Mix abbronzante

6 Albicocche

1 Fetta di melone giallo

3 Susine

Le albicocche e il melone giallo, come le carote, contengono molta vitamina A, che stimola il corpo a produrre più melatonina, favorendo l'abbronzatura. Le susine sono ricche di antiossidanti che rallentano l'invecchiamento cutaneo.

Zucca e carota

2 Carote novelle

1 fetta di zucca matura

1 Limone

Foglie di prezzemolo a piacere

Un pizzico di sale

Elimina la scorza, i filamenti e i semi della zucca. Tagliala a pezzi e ricavane il succo. Dopodichè, fai la stessa cosa con le carote, unite al prezzemolo, e ricava la seconda parte di succo. Infine, unisci i due succhi insieme al limone e condisci con un pizzico di sale.

Centrifugato anti cellulite

3 Kiwi

2 Fette grandi di ananas

L'ananas possiede rinomate proprietà drenanti e aiuta a combattere l'odiata pelle a buccia d'arancia.

Combinazione stimolante

1/2 papaia (sbucciata e privata dei semi)

2 mele (senza semi)

4 carote

2 tazze di spinaci

1/4 di lime (sbucciato)

Il mix di papaia, carota e lime è semplice felicità in un bicchiere, e l'aggiunta degli spinaci dà una ventata di freschezza e aiuta a smorzare la dolcezza. Questo succo è una ricetta particolare appositamente pensata dalla terapista nutrizionale Gabriela Peacock per aiutare il sistema digestivo in difficoltà.

Mix lenitivo

2 Pere

1 Pezzetto di zenzero

1 Fetta di ravanello

1 Arancia

Cavolo rosso

¼ Cavolo rosso

100 grammi di mirtilli

1 Carota

1 Arancia

Cavolo rosso, carota e mirtilli, tre alleati fondamentali per la salute dell'organismo. Dopo un'abbuffata a pranzo, questa è una ricetta ideale per una cena leggera e saziante.

Fragole e pesche

1 Mela

125 grammi di fragole

2 Pesche

1 Manciata di menta

Un fantastico gusto caratterizza questa combinazione di frutta dolce, ideale per depurare l'organismo.

Capitolo 7

Frullati gustosi e sazianti

Ecco ora un elenco di ricette per gustosi frullati. Come visto, non sono la scelta migliore per quanto riguarda la tua salute, ma rappresentano una saziante e fresca alternativa per i tuoi spuntini e per quelli dei più piccoli. I cosiddetti *"smoothies"* sono bevande leggere a base di frutta e verdura da non confondersi con gli estratti e i centrifugati. Sono infatti dei semplici frullati, a cui viene aggiunto dello yogurt, del latte vegetale o dell'acqua a seconda dei casi, nelle dosi necessarie per ottenere un frullato della consistenza più o meno densa, a seconda dei gusti personali. Si può anche aggiungere ghiaccio per ottenere una sorta di cocktail analcolico shakerato.

Considera che questi frullati o smoothies non sono dietetici: questo non vuol dire che ti faranno ingrassare, ma solamente che sono occasionali sostitutivi dei pasti completi o degli spuntini pomeridiani o di metà mattina. Sono infatti molto nutrienti e sazianti, poiché la fibra della frutta e della verdura non viene scartata. Tali ricette possono essere rivisitate, modificate e stravolte per adattarle ai tuoi gusti personali: anche in questo caso vige la regola della fantasia!

Frullato alla banana

Unisci una banana tagliata a pezzetti, la polpa di un avocado, un bicchiere di succo d'arancia appena spremuto ed un pizzico di zenzero nel frullatore ed azionalo per pochi minuti fino ad ottenere la consistenza desiderata. A seconda dei tuoi gusti, potrai aggiungere a questo frullato anche il succo di mezzo limone.

Frullato alle more e lamponi

Frulla semplicemente questi deliziosi frutti ricchi di antiossidanti con l'aggiunta di acqua a piacere. Se vuoi renderlo più dolce, aggiungi un dolcificante naturale come la stevia: niente zucchero!

Frullato rimineralizzante

Avrai bisogno di un mazzetto di spinaci freschi, una manciata di foglioline di menta, una manciata di prezzemolo, una manciata di foglie di lattuga, un cucchiaio di succo di limone, un pezzetto di zenzero, un cetriolo piccolo, 4 gambi di sedano.

Frullato ACE rivisitato

Gli ingredienti per questo frullato sono una manciata di spinaci freschi, una carota tagliata in piccoli pezzi, una mela, mezza banana e ananas a piacere.

Frullato all'avocado e basilico

Frulla la polpa di un avocado maturo e quattro foglie di basilico fresco insieme ad un bicchiere di latte di riso, un cucchiaio di succo di limone e una piccola quantità di dolcificante. Aggiungi un cubetto di ghiaccio se desideri ottenere una bevanda più rinfrescante.

Frullato alle fragole

E' il più classico dei frullati. Frulla le fragole accompagnando il tutto con dell'acqua e dei cubetti di ghiaccio, da aggiungere fino ad ottenere la consistenza desiderata. Aggiungi del succo di limone e dolcifica a piacere.

Frullato agli spinaci

Unisci nel frullatore una manciata di foglie di spinaci freschi, una banana tagliata a fettine, quattro datteri denocciolati ed un bicchiere di latte vegetale. Datteri e banana dovrebbero conferire al frullato un buon sapore dolce, che vi permetterà di evitare l'aggiunta di dolcificanti.

Frullato al the verde

Prepara questo insolito frullato utilizzando come ingredienti del tè verde lasciato raffreddare, una banana tagliata a rondelle, un dattero denocciolato e una manciata di foglie di lattuga . Otterrai così una bevanda gustosa ed arricchita dalle proprietà antiossidanti del the verde.

Frullato alla banana, mandorle e sesamo

Gli ingredienti per questa ricetta sono 2 banane mature, 250 ml di latte di mandorle, 2 cucchiai di farina di mandorle, 2 cucchiai di semi di sesamo, mezzo cucchiaio di curcuma in polvere e una stecca di cinque centimetri di vaniglia. Macina il sesamo direttamente nel boccale del frullatore o con un normale macinino per sale e pepe, aggiungi i semi di vaniglia prelevati incidendo la stecca di vaniglia, le banane tagliate a pezzi e tutti gli altri ingredienti.

I semi di sesamo sono ricchi di calcio e vitamina D. Due cucchiai al giorno hanno un potere saziante e anti-costipazione, in quanto contengono tantissime fibre. Inoltre stimolano la produzione del collagene e dell'elastina utili per pelle e capelli, grazie all'elevato contenuto di rame.

Frullato al latte di soia

Si tratta di una bevanda proteica che potrai ottenere frullando 150 grammi di tofu tagliato a cubetti, due cucchiai di burro d'arachidi, una banana tagliata a pezzetti ed un bicchiere di latte di soia al naturale. Puoi inoltre aggiungere cubetti di ghiaccio a piacere.

Frullato ai mirtilli

Frullate circa 200 grammi di mirtilli con una banana tagliata a rondelle ed alcuni cubetti di ghiaccio, aggiungendo acqua quanto basta fino ad ottenere la consistenza desiderata.

Frullato mango, albicocche e lamponi

Ti serviranno un mango intero, tre albicocche grandi, una ventina di lamponi e/o mirtilli congelati, zenzero a piacere, acqua. Grattugia lo zenzero direttamente nel boccale del frullatore, aggiungi la frutta pulita e tagliata a pezzi e un pochino d'acqua. Puoi sostituire le albicocche con pesche gialle o bianche, e i lamponi con mirtilli o con fichi.

Frullato alle mandorle e cocco

Avrai bisogno della polpa di una noce di cocco di media grandezza, una manciata di mandorle pelate lasciate in ammollo in acqua per una notte, 250 ml di latte di cocco o di latte di mandorle e quattro o cinque datteri denocciolati. Frulla il tutto versando poco a poco il latte vegetale a seconda della densità che vuoi ottenere.

Frullato al cacao

Per ottenere questa bevanda amata dai più piccoli, vi basterà unire nel frullatore 200 ml di latte di mandorle o di riso, una pesca o due susine tagliate a fettine e due cucchiai di cacao amaro in polvere. Per dolcificare aggiungi polvere di stevia.

Frullato verde al lampone

Per questa ricetta avrai bisogno di due pere Kaiser, una manciata di lamponi, 4-5 foglie di cavolo e 500 ml di acqua. Il risultato sarà un fresco mix di sapori.

Frullato all'anguria

Frulla 400 grammi. di polpa di anguria, una manciata di fragole ed un cucchiaio di succo di limone insieme ad un bicchiere d'acqua fresca. Alla bevanda potrai anche aggiungere abbondante ghiaccio tritato, per ottenere una granita perfetta per le calde giornate estive e tutta naturale.

Frullato verde freschissimo

Per ottenere all'incirca un litro, ti serviranno 6-8 foglie di lattuga romana, mezzo melone giallo di pezzatura media e 500 ml di acqua. Una ricetta semplice e fresca, perfetta per l'estate.

Frullato energetico e nutriente

Gli ingredienti sono un kiwi pelato, una banana, 70 g di cavolo nero tagliato a pezzi, 30 g di spinaci freschi, una piccola arancia o mandarino sbucciati (puoi congelarli per ottenere un composto più freddo), 120 ml di latte di soia e 120 ml di acqua o acqua di cocco fresca. Aggiungi poi ghiaccio a piacere.

Frullato al pompelmo rosa

Avrai bisogno di un pompelmo rosa sbucciato e suddiviso in spicchi, un bicchiere di latte di riso, alcuni cubetti di ghiaccio ed un cucchiaio di malto di riso o di sciroppo di agave. Frulla il tutto e servilo fresco.

Frullato al limone e zenzero

Avrai bisogno di due arance sbucciate e tagliate a spicchi, un bicchiere di yogurt vegetale, il succo di un limone, una banana, alcuni pezzetti di zenzero fresco oppure un cucchiaino di zenzero in polvere. Dopo aver dolcificato, frulla il tutto e gusta questa combinazione di sapori!

Frullato al mango e carote

Le dolci e dorate carote e l'ananas speziato si mescolano con del mango fresco e succoso e una cremosa banana in questo frullato ricco di antiossidanti. Avrai bisogno di 170 g di mango a pezzetti fresco, 60 g di carote grattugiate, 60 ml di acqua di cocco, 120 g di ananas a pezzi congelato, una banana (fresca o congelata), 6 cubetti di ghiaccio. Puoi aggiungere a piacere un cucchiaino di fiocchi di cocco disidratati e non dolcificati.

Capitolo 8

Idee e ricette antispreco per riutilizzare gli scarti

Separando la polpa dalla buccia, sia l'estrattore di succo che la centrifuga provocano inevitabilmente degli scarti, ricchi a loro volta di sostanze nutritive, che non dovrebbero andare sprecate. Ovviamente, se si usano ingredienti freschi per i propri succhi, anche il loro prodotto di scarto sarà perfetto da re-impiegare in qualche ricetta golosa, anche di tua invenzione! Se l'unico motivo per il quale sei indeciso se acquistare una centrifuga o meno dipende dal fatto che non ti piace buttare via il cibo, allora non preoccuparti. Esistono molti modi per riutilizzare gli scarti prodotti dalle centrifughe e dagli estrattori!

Si tratta di ricche risorse di fibre che potrete utilizzare per preparare numerosi piatti. Per dare qualche idea, la polpa della frutta centrifugata può essere riutilizzata per preparare biscotti, torte, muffin, ghiaccioli, sorbetti e addirittura marmellate.

D'altra parte, gli scarti di verdure ottenuti dopo aver preparato un centrifugato possono essere impiegati per arricchire polpette e polpettoni, oppure per preparare frittate e sformati. Puoi fare il dado vegetale fatto in casa, vero e proprio tocco segreto per un brodo impeccabile. Oltre a queste idee, perché non mischiare gli scarti alla pappa dei nostri amici pelosi per rendere il loro pasto ancora più appetitoso?

Un ultimo consiglio utile per chi prepara moltissimi centrifugati e produce molti scarti anche dopo averne utilizzata una gran parte è dato dal compostaggio. Gli scarti della frutta e della verdura possono essere, infatti, trasformati in un ottimo fertilizzante per le piante e quindi essere utilizzati, eventualmente, per coltivare nuove verdure del tutto biologiche.

Come puoi capire, l'unico limite è dato soltanto dalla tua fantasia.

Ecco dunque tante ricette antispreco per sfruttare al meglio ciò che rimane dalla preparazione casalinga di centrifugati e succhi freschi.

Plumcake con arancia e carota

Dopo un ottimo estratto all'arancia e carote, ricco di vitamina C e perfetto per la prima colazione, cosa fare della fibra rimasta dalla frutta e verdura? Se hai utilizzato prodotti di stagione e biologici, è l'occasione giusta per realizzare una dolce ricetta antispreco, un plumcake con arancia e carote per la sana merenda di grandi e piccoli.

Ingredienti:

2 vasetti di yogurt bianco da 125ml

2 vasetti di farina 00

1 vasetto di farina di mandorle

3 uova

1 vasetto di zucchero

1 vasetto di succo d'arancia

1 bustina di lievito

1 pizzico di sale

Polpa e scarti di 2 carote e 2 arance

Preparazione: unisci le due farine in una ciotola, insieme al sale e al lievito. Sbatti le uova con lo zucchero, unisci lo yogurt e mescola bene fino ad ottenere un composto liscio e senza grumi. Unisci la polpa degli scarti messi da parte e il succo d'arancia. Amalgama tutto con le farine e inforna in una forma per plumcake a 180°C per 35/40 minuti.

Muffin vegetariano

Ingredienti:

300 grammi di farina 00

150 grammi di scarto di frutta e verdura estratta (meglio se di stagione e biologica)

100 ml di latte di soia

70 ml di sciroppo d'agave

40 ml di olio di semi

1/2 bustina di lievito per dolci

Preparazione: ottieni il succo di frutta e verdura dolci come carote, arance, kiwi, mele, pere. Metti da parte la fibra e la polpa di scarto. Preriscalda il forno a 180°C. In una ciotola mescola la fibra avanzata della frutta con lo sciroppo d'agave e l'olio di semi. Ora unisci la farina e il lievito e mescola bene versando il latte di soia a filo, per ottenere una pastella cremosa. Versa in uno stampo per muffin e cuoci in forno per 20/25 minuti.

Biscotti allo scarto di frutta

Ingredienti:

200 gr di polpa di scarto di frutta mista

300 gr di farina semintegrale

2 cucchiai di zucchero di canna

4 cucchiai di miele

3 cucchiai di olio di semi

Un pizzico di sale

Preparazione: puoi usare lo scarto di frutta dolce come ad esempio mela, kiwi, arancia, fragola e se vuoi dare un gusto deciso ai biscotti, anche un pezzetto di zenzero fresco. Mescola la polpa della frutta con gli altri ingredienti tranne lo zucchero di canna. Impasta fino ad ottenere un impasto liscio e omogeneo, poi prendi con le mani una noce di impasto, forma una pallina e schiacciala, disponendola sulla placca del forno rivestita di carta da forno. Continua a procedere in questo modo fino a terminare l'impasto. Polverizza i biscotti con lo zucchero di canna e inforna a 160° per 25 minuti.

Torta a base di scarti di frutta e verdura

Si tratta di una torta che può essere guarnita a piacere con gli 'scarti del giorno'. Puoi usare per esempio gli scarti di un succo a base di carote e spinaci, o a base di un mix alla frutta, per accontentare i palati che apprezzano sapori più aspri o più dolci a seconda delle preferenze. In questo modo puoi ottenere una torta diversa ogni giorno, sperimentando nuovi sapori e profumi in base agli ingredienti usati per la produzione del succo fresco.

Ingredienti:

300 grammi di farina 00

120 grammi di zucchero

120 ml di olio di semi di girasole

3 uova

200 grammi di scarto di frutta e verdura

1 bustina di lievito

Preparazione: monta le uova con lo zucchero fino ad ottenere un composto bianco e spumoso, dopodiché aggiungi al composto l'olio e amalgama il tutto. Unisci gli scarti del succo e continua ad amalgamare. Poi aggiungi il lievito e la farina all'impasto. Cuoci in forno a 180° per 20/25 minuti circa. Per concludere, spolverizza con zucchero a velo.

Torta di carote e nocciole

Ingredienti:

250 grammi di farina (150 g bianca e 100 g integrale)

100 grammi di zucchero di canna

1 bustina di lievito

50 grammi di olio di semi di mais

15 nocciole sgusciate

1 cucchiaino di cannella

1 pizzico di noce moscata

250 ml di succo d'arancia

Polpa di scarto di 3 carote grandi

Scorza di limone grattugiata

Preparazione: mescola farina, zucchero e lievito in una terrina e aromatizza aggiungendo la cannella, la noce moscata e la scorza del limone nelle quantità che preferisci. Aggiungi l'olio di semi di mais e il succo d'arancia senza smettere di mescolare e fino ad ottenere un impasto morbido e lavorabile. Trita le nocciole e aggiungile al composto insieme alla polpa di scarto delle carote. Versa l'olio sullo stampo da torta e spolveralo con un po' di pane grattugiato, dopodiché versa l'impasto. Cuoci in forno preriscaldato a 180° per circa 30 min. Spolvera con zucchero a velo.

Marmellate a base di polpa di frutta

Puoi utilizzare ingredienti dolci come mele e pere con la buccia, arance e altri agrumi, kiwi, carote, oppure puoi creare una tua personale combinazione in base ai tuoi gusti.

Ingredienti:

600 grammi di polpa di scarto

400 grammi di zucchero di canna grezzo

Scorza e succo di un limone biologico

Preparazione: per ottenere 600 grammi di polpa, puoi conservare lo scarto dei tuoi succhi giorno dopo giorno in freezer, fino a quando raggiungi la quantità esatta. Quando avrai pronto lo scarto, dovrai metterlo in una pentola insieme allo zucchero, al limone e 300 ml di acqua. Porta questo composto all'ebollizione e lascialo sobbollire per circa 20 minuti. Travasa la marmellata di riciclo in vasetti sterilizzati in forno o in una pentola di acqua bollente per 15 minuti. Chiudi bene i vasetti e tienili a testa in giù fino all'indomani. La marmellata è pronta!

Ghiaccioli gustosi al gusto di frutta e verdura

Semplici e veloci da preparare, ideali per l'estate e perfetti per tutti i membri della famiglia. Queste sono le dosi per otto ghiaccioli.

Ingredienti:

Polpa di scarto di 4 bicchieri di succo fresco di frutta o verdura

2 cucchiai di zucchero di canna

Succo di mezzo limone

Un bicchiere d'acqua

Foglie fresche di menta a piacere

Preparazione: prepara innanzitutto uno sciroppo dolce facendo bollire insieme un bicchiere d'acqua e lo zucchero per cinque minuti; una volta intiepidito, il composto si va a mischiare bene con la polpa di centrifugato e il succo di limone. Distribuisci il tutto fra 8 stampini da ghiacciolo, dopo aver lasciato sul fondo qualche foglia di menta a piacere. Lascia in freezer per almeno 6 ore prima di consumare.

Sformato di carote e sedano

Questa è un'ottima soluzione per chi vuole provare una ricetta diversa dai soliti dolci sfruttando lo scarto di un succo fresco a base di carote e sedano. Ideale anche per chi è più attento alla linea, questo piatto è una piacevole sorpresa per tutti e può essere servito come accompagnamento a un secondo o come portata principale. I più golosi possono aggiungere altri ingredienti a piacere per arricchirlo, come per esempio il prosciutto o un altro salume a scelta.

Ingredienti:

200 grammi di farina 00

100 grammi di burro

2 patate bollite

1 cipolla

2 uova

Polpa e fibra di scarto di due bicchieri di succo a base di sedano e carota

Sale e pepe

Noce moscata a piacere

Olio d'oliva a piacere

Formaggio grattugiato a piacere

Preparazione: per preparare la <u>pasta brisè</u>, impasta la farina con il burro, acqua fredda e un pizzico di sale; forma una palla e avvolgila in un panno; falla riposare 30 minuti in frigorifero; stendi la pasta e punzecchia il fondo con una forchetta.

Per preparare il <u>ripieno</u>, trita la cipolla e falla dorare in padella a fuoco basso con un cucchiaio di olio d'oliva. Unisci la polpa di scarto del succo e fai saltare in padella per circa 5 minuti. Aggiungi il sale e il pepe, poi spegni il fuoco. Unisci le patate bollite, pelate e schiacciate, le uova, il formaggio grattugiato e la noce moscata. Stendi il composto sulla pasta e inforna a 180° per 30 minuti.

Capitolo BONUS

30 Ricette di Sorbetti Sani, Naturali e Gustosi!

Ecco 30 idee per realizzare in casa deliziosi sorbetti di frutta e verdura utilizzando il succo estratto da un estrattore o da una centrifuga. Puoi servirli a fine pasto, oppure tra una portata e l'altra come intermezzo digestivo (per quanto riguarda i sorbetti di verdura).

Per dolcificare non usare zucchero, ma dolcificanti naturali come sciroppo d'agave o stevia. Controlla sempre la consistenza prima di aggiungere eventualmente dell'acqua. L'acqua si può mettere direttamente nell'estrattore alla fine del ciclo di produzione del succo.

Denocciola sempre la frutta prima di estrarne il succo, ed elimina tutti i semi.

Puoi servire il sorbetto anche con uno stecco da passeggio: un metodo pratico per preparare golosi sorbetti da dare ai bambini e comodo da gestire nel freezer. Ormai gli stampi si trovano in molti negozi di casalinghi e accessori per la cucina.

Tutti i sorbetti che troverai nelle prossime pagine vengono preparati seguendo lo stesso metodo. Prima di tutto si ottiene il succo della frutta o della verdura; poi lo si unisce con parte della polpa estratta all'interno di una terrina, eliminando eventuali fibre dure o legnose; si aggiunge poi lo sciroppo d'acero (facoltativo), il succo del limone, altri eventuali ingredienti come erbe o foglioline, eventualmente acqua, se necessario; si mescola il tutto e lo si versa in una gelatiera, oppure si trasferisce la terrina direttamente in freezer e si lascia congelare il composto.

Queste ricette sono semplici, gustose e perfette per l'estate! Fanne buon uso!

Melone e carota

500 grammi di melone (solo polpa)

200 grammi di carote

2 cucchiai di succo di limone

2-3 cucchiai di sciroppo d'acero

Qualche rametto di timo

Melone e fiori di camomilla

700 grammi di melone

2 cucchiai di succo di limone

3 cucchiai di sciroppo d'acero

100 ml di acqua, con 2 cucchiaini di fiori di camomilla in infusione e poi fatta raffreddare

Ciliegie e carota viola

500 grammi di ciliegie denocciolate

200 grammi di carote viola

2 cucchiai di succo di limone

3 cucchiai di sciroppo d'acero

Ciliegie e pesche

500 grammi di ciliegie denocciolate

200 grammi di pesche denocciolate

2 cucchiai di succo di limone

3 cucchiai di sciroppo d'acero

Pesche e barbabietole

500 grammi di pesche denocciolate

200 grammi di barbabietole (due barbabietole cotte al vapore)

2 cucchiai di succo di limone

3 cucchiai di sciroppo d'acero

Pomodoro e basilico (*da servire come antipasto, accompagnando burrate, mozzarella, feta, crostini di pane nero di segale*)

800 grammi di pomodori ramati, sodi e maturi

Una decina di foglie grandi, oppure due rametti di basilico greco dalle foglie piccole

2 cucchiai di succo di limone

3 cucchiai di sciroppo d'acero

Ciliegie e barbabietole

500 grammi di ciliegie denocciolate

200 grammi di barbabietole

2 cucchiai di succo di limone

3 cucchiai di sciroppo d'acero

Pompelmo giallo e cetriolo

500 grammi di pompelmo giallo, solo la polpa

200 grammi di cetrioli pelati

2 cucchiai di succo di limone

3 cucchiai di sciroppo d'acero

Pompelmo giallo e finocchio

500 grammi di pompelmo giallo, solo la polpa

200 grammi di finocchio

2 cucchiai di succo di limone

3 cucchiai di sciroppo d'acero

Pompelmo rosa e salvia ananas

500 grammi di pompelmo rosa, solo la polpa

5-6 foglie di salvia ananas (si trova al supermercato, oppure in un negozio di erbe aromatiche)

2 cucchiai di succo di limone

3 cucchiai di sciroppo d'acero

Pompelmo rosa e melone

500 grammi di pompelmo rosa, solo la polpa

200 grammi di melone

2 cucchiai di succo di limone

3 cucchiai di sciroppo d'acero

Sedano e cetriolo (*digestivo*)

500 grammi di sedano

200 grammi di cetriolo

2 cucchiai di succo di limone

3 cucchiai di sciroppo d'acero

Mezzo cucchiaino di Wasabi (facoltativo)

Fragole e ananas

500 grammi di fragole

200 grammi di ananas

2 cucchiai di succo di limone

2 cucchiai di sciroppo d'acero

Fragole e rosmarino

600 grammi di fragole

1 cucchiaio di aghi di rosmarino

2 cucchiai di succo di limone

2 cucchiai di sciroppo d'acero

Pesche e salvia

700 grammi di pesche

3-4 foglie di salvia

2 cucchiai di succo di limone

5 cucchiai di sciroppo d'acero

Ananas e basilico greco

700 grammi di ananas

2-3 rametti di basilico greco

2 cucchiai di succo di limone

5 cucchiai di sciroppo d'acero

Anguria e lamponi

600 grammi di anguria, senza semi

100 grammi di lamponi

2 cucchiai di succo di limone

2 cucchiai di sciroppo d'acero

Albicocche, salvia e maggiorana

700 grammi di albicocche

Salvia e maggiorana quanto basta, a seconda del tuo gusto

2 cucchiai di succo di limone

3 cucchiai di sciroppo d'acero

Albicocche e frutta disidratata

700 grammi di albicocche

2 cucchiai di frutta mista disidratata, come decorazione

2 cucchiai di succo di limone

3 cucchiai di sciroppo d'acero

Albicocche e timo

700 grammi di albicocche

2 cucchiaini di timo

2 cucchiai di succo di limone

3 cucchiai di sciroppo d'acero

Mirtilli e fragole

600 grammi di mirtilli

200 grammi di fragole

2 cucchiai di succo di limone

3 cucchiai di sciroppo d'acero

Mirtilli e ribes

600 grammi di mirtilli

200 grammi di ribes

2 cucchiai di succo di limone

3 cucchiai di sciroppo d'acero

Kiwi e salvia

700 grammi di kiwi senza buccia

5-6 foglie di salvia

2 cucchiai di succo di limone

3 cucchiai di sciroppo d'acero

Nespole

700 grammi di nespole denocciolate

2 cucchiai di succo di limone

3 cucchiai di sciroppo d'acero

Pompelmo giallo, ananas e curcuma

500 grammi di pompelmo giallo, solo polpa

200 grammi di ananas

2 cucchiai di succo di limone

3 cucchiai di sciroppo d'acero

Mezzo cucchiaino di curcuma in polvere

Melone, the verde, cannella e arancia

700 grammi di melone

2 cucchiai di succo di limone

3 cucchiai di sciroppo d'acero

100 ml di acqua, con 2 cucchiaini di the verde aromatizzato alla cannella e arancia in infusione e poi fatta raffreddare

Anguria

700 grammi di anguria, solo polpa senza semi

2 cucchiai di succo di limone

3 cucchiai di sciroppo d'acero

Peperone giallo e mais

500 grammi di peperoni gialli, senza semi e senza filamenti bianchi

100 grammi di mais

2 cucchiai di succo di limone

3 cucchiai di sciroppo d'acero

Gazpacho (*da servire come antipasto*)

300 grammi di pomodori

1 peperone rosso

1 cipolla bianca

Mezzo cetriolo

2 cucchiai di succo di limone

2 cucchiai di sciroppo d'acero

Limone, lime e timo al limone

500 grammi di limoni, solo polpa

200 grammi di lime

4-5 cucchiai di sciroppo d'acero

Conclusione

Grazie ancora per aver scaricato questo ebook!

Ti ho mostrato i numerosi benefici di succhi e centrifugati freschi di frutta e verdura, le differenze tra un estrattore di succo a freddo e una centrifuga, e le particolari caratteristiche dei frullati.

Le proprietà dei succhi vivi sono molteplici, proprio a seconda del tipo di frutta o verdura che si sceglie, e di gran lunga migliori rispetto a quelle dei cibi cotti. Ricordati che a 54° gli enzimi muoiono, per cui il cibo sottoposto a temperature oltre i 54° può perdere parte del suo valore nutritivo.

I succhi freschi sono rappresentano un'ottima scelta anche per quanto riguarda il fattore assimilazione: il cibo solido ha bisogno di diverse ore per essere digerito prima che il suo nutrimento sia disponibile per i tessuti e le cellule del tuo corpo, cosa che non accade con i succhi freschi in quanto arrivano direttamente nello stomaco sotto forma di acqua viva vitaminizzata e ricca di nutrienti e l'organismo li ha subito a disposizione, senza faticare.

In sostanza i succhi freschi estratti da vegetali e frutta crudi sono il mezzo attraverso il quale possiamo rifornire tutte le cellule e i tessuti del corpo degli elementi e degli enzimi nutrizionali di cui necessitano nel modo in cui possono essere più digeribili e assimilabili, cosa che avviene dopo solo dieci/quindici minuti.

Abbiamo visto che questi succhi possono essere preparati a casa: ora non ti resta che fare la tua scelta e acquistare la macchina che più ti convince! Tienila sempre in bella vista in cucina, così da usarla spesso. Presto noterai grandi miglioramenti per la tua salute e nella vita quotidiana.

La tecnica più efficace per mantenere la costanza e la disciplina è quella di creare un vero e proprio rituale mattutino. Prima di fare colazione, bevi a stomaco vuoto un succo fresco, in modo da svegliare corpo e mente al 100% e iniziare la giornata con l'energia giusta, grazie alle ricette che ti ho proposto!

I succhi freschi sono un potente rimedio quotidiano. Per esaltare le loro proprietà ed effetti benefici, ti invito a prendere in considerazione l'idea di iniziare un programma di allenamento, in modo da innalzare tutti gli aspetti della tua salute su un altro livello.

Per questo motivo, ho deciso di aggiungere nel prossimo capitolo un'anteprima gratuita del mio libro *"**Dimagrire Camminando**"*, ora aggiornato con nuovi consigli, contenuti e schede di allenamento.

In fondo, camminare è semplice, gratuito e divertente. Sempre più persone abbandonano le loro costose palestre e decidono di dedicarsi a questa semplice attività fisica, che può far consumare molte calorie e apportare grandi benefici alla tua salute, se eseguita correttamente.

Nel lungo periodo, è come un'assicurazione sulla vita: chi cammina abitualmente si ammala meno di depressione, diabete, osteoporosi, Alzheimer, tumore (per seno, colon e prostata la prognosi è più favorevole), infarto e ictus.

Continua a leggere per saperne di più!

Inoltre, se ti è piaciuto questo ebook, ti chiedo gentilmente di lasciare una tua recensione su Amazon se hai voglia e tempo, come altri lettori prima di te hanno già fatto. La tua opinione può contribuire a migliorare questo libro in futuro, e mi faresti un grande favore!

Grazie ancora e buona fortuna!

Roberta Ricci

Anteprima di "Dimagrire Camminando: Come Perdere Peso Senza Dieta"

Camminare: i benefici

Sapevi che camminare può migliorare la tua salute aiutandoti a perdere peso, eliminare il rischio di problemi cardiaci, osteoporosi e diabete mellito di tipo due?

Può anche aiutarti a combattere la depressione e a gestire lo stress, facendoti dormire meglio.

Per ottenere questi grandiosi risultati, tutto ciò di cui hai bisogno sono 30 minuti di esercizio fisico di medio livello. Una camminata a ritmo sostenuto è uno dei migliori esercizi di media intensità!

Basta infatti una mezz'ora al giorno per garantirsi una lunga lista di benefici. Nell'immediato, l'umore migliora (vengono rilasciate le endorfine, famose per la loro funzione antistress), il metabolismo viene accelerato, la pressione cala e la circolazione si riattiva grazie al movimento delle gambe, il quale stimola la compressione dei cuscinetti venosi sotto la pianta del piede, aiutando il sangue a risalire verso il cuore e contrastando eventuali ristagni, vene varicose e gonfiori.

Camminare è uno dei modi più economici e semplici per fare esercizio fisico. Non ha un impatto stressante sul sistema nervoso e sui muscoli, non richiede alcun tipo di equipaggiamento specifico e può essere fatto in qualunque momento della giornata. Puoi camminare al tuo ritmo, senza doverti preoccupare dei possibili danni che esercizi più pesanti possono causare al tuo fisico.

I 30 minuti di camminata possono essere suddivisi in intervalli più brevi, di 10 minuti ciascuno. Puoi considerare l'aggiunta di altre strategie, come per esempio prendere le scale al posto dell'ascensore, portare i tuoi figli a scuola a piedi, scendere dal bus due fermate prima, parcheggiare la tua auto in un luogo distante e poi raggiungere la tua meta a piedi, ecc...

Ora, eccoti una lista dettagliata dei benefici che apporterai alla tua salute se sceglierai di praticare questo esercizio fisico.

Un cuore più sano: camminare abbassa il tuo livello di colesterolo, rafforza il tuo cuore, i tuoi polmoni e i tuoi muscoli. Camminando, la frequenza del tuo battito cardiaco aumenta, permettendo al sangue di circolare attraverso tutto il corpo. Ti aiuterà a bruciare calorie e a ridurre il grasso corporeo.

Camminare aiuta a prevenire ipertensione e diabete: camminare regolarmente regola la pressione sanguigna, prevenendo disturbi cardiaci e insufficienza renale.

Una camminata di 15 minuti dopo ogni pasto è favorevole al livello di zuccheri nel sangue quanto una di 45 minuti. Questa breve camminata migliorerà la tua sensibilità all'insulina.

Non avrai bisogno di andare in palestra: se cammini regolarmente ogni giorno, non avrai bisogno di spendere soldi iscrivendoti in una palestra o in un centro fitness. Una camminata a ritmo sostenuto sarà un piacevole sostituto del tuo costoso abbonamento!

Diminuisce il rischio di cancro: camminare migliora la tua circolazione sanguigna, portando energia e nutrienti in tutto il tuo corpo.

Aiuta contro gli aborti spontanei: camminare durante la gravidanza ti aiuterà ad essere meno stanca, perdere peso più velocemente e prevenire aborti spontanei, riducendo le fluttuazioni ormonali, che sono la causa delle contrazioni uterine.

Camminare è ottimo per la tua salute sessuale: varie ricerche hanno dimostrato che camminare migliora la tua performance a letto e inoltre fa diminuire il rischio di impotenza.

Fa ringiovanire la mente: una camminata a ritmo sostenuto ridurrà il tuo stress e la tua ansia, combattendo la depressione e facendo iniziare la tua giornata in un modo energico e positivo. A tale scopo, l'ideale sarebbe alzarsi presto e fare una camminata prima di colazione: nonostante l'apparenza, non si tratta di un'abitudine difficile da mantenere, grazie ai consigli e alle strategie che troverai in un capitolo successivo.

Ti aiuta a gestire quei chili di troppo: se assocerai alle tue camminate anche una buona dieta, brucerai molte calorie. Se camminerai dai 30 ai 45 minuti ogni giorno, una vita snella non sarà più solo un sogno.

Migliora le performance del tuo cervello: camminando, porterai più ossigeno al cervello, stimolando il flusso di sangue. Il risultato sarà una mente più rapida ed energica. È stato dimostrato che camminare aiuta anche soggetti affetti da Alzheimer.

Ossa più forti e un equilibrio migliore: camminare migliorerà la salute delle tue ossa, la tua postura e il tuo equilibrio, oltre che la resistenza dei tuoi muscoli.

Ti farà vivere più a lungo: una camminata giornaliera di 30 minuti aumenterà la tua vita di qualche anno. Ti manterrà giovane poiché ritarderà l'incidenza di malattie come l'osteoartrosi.

Ora che sai cosa ti aspetterà, non tuffarti a capofitto in questo piano di allenamento! Parti con calma e aumenta gradualmente: la via per la salute non è uno sprint, ma una maratona.

Tieni a mente, però, che per ottenere grandi risultati dovrai camminare a un ritmo sostenuto: non si tratta di una passeggiata leggera. Quindi dacci dentro, ma senza esagerare!

Con il tempo, potrai farlo diventare un'abitudine, potrai variare e aggiungere originalità ai tuoi allenamenti, potrai persino creare un gruppo con cui camminare insieme. Ho cercato di fornirti tutte le informazioni di cui potresti aver bisogno e tutte le strategie che ho imparato nel corso degli anni con la mia personale esperienza di dimagrimento. Sfrutta al massimo tutti i consigli che troverai nelle prossime pagine e non arrenderti mai!

Camminare per dimagrire: un semplice metodo

Lo stile di vita sedentario è la causa dei tuoi bassi livelli di energia, della tua fatica cronica e del tuo aumento di peso. Quella sedia su cui passi gran parte delle tue giornate è la migliora amica dell'obesità, dell'ipertensione e dei disturbi cardiaci.

Come spiega Lucy Knight, autrice di "Camminare per dimagrire", "...come tutte le attività fisiche sostenute, la camminata spinge il metabolismo a bruciare calorie e a convertire i carboidrati, i grassi e le proteine in energia piuttosto che riserva adiposa". È bene ribadire che il nostro peso corporeo dipende essenzialmente dal semplice rapporto fra calorie consumate e quelle bruciate. Un aumento di peso risulta quasi sempre dallo squilibrio di questa equazione. Se invece bruci più calorie (grazie ad un esercizio fisico appropriato) di quante ne consumi, dovresti dimagrire rapidamente.

Spesso viene trascurato un altro principio fondamentale: più aumenta la massa muscolare del corpo, maggiore sarà la quantità di calorie bruciate! Più la quantità di questa massa è maggiore rispetto alle riserve adipose, più sarà elevato il metabolismo basale (ovvero la quantità minima di energia di cui ha bisogno ogni giorno l'organismo). I muscoli, insomma, bruciano più calorie rispetto al grasso: ecco perché per dimagrire è importante sviluppare anche la muscolatura!

Il semplice metodo che ti propongo potrà risolvere questo problema: ti basterà contare 10'000 passi ogni giorno.

Alcune ricerche hanno dimostrato che le persone che contano i propri passi rimangono più motivate nel corso del tempo e ottengono più facilmente i propri obiettivi.

Ogni passo che farai contribuirà alla somma finale: ti sentirai più motivato a camminare ogniqualvolta ne avrai l'occasione!

All'inizio dovrai sforzarti per camminare un po' più del solito; ma ben presto, considerare ogni passo come parte di un programma più vasto diventerà la tua seconda natura.

Per esempio, prendi le scale al posto degli ascensori o scale mobili; cammina dov'è possibile farlo invece di usare un'auto o prendere un taxi/autobus. Cerca sempre di camminare invece di usare i trasporti se vai o torni da lavoro, vai a una riunione in un altro ufficio o fai delle consegne.

Incontra la gente faccia a faccia nei loro uffici o scrivanie, invece di mandare un'e-mail o telefonare.

Dopo 45 minuti di lavoro al computer, fai una pausa di 5 minuti camminando nell'ufficio oppure alzati dalla sedia e usala per fare un po' di stretching, spostala spingendola per il tuo ufficio per fare qualche passo in più e cerca di stare in piedi invece di sederti, spostando il tuo peso da un lato all'altro per mantenerti in movimento.

Lava i piatti a mano invece di usare la lavastoviglie. Mentre lo fai, fai dei passi laterali per mantenerti sempre in movimento.

Fai le faccende domestiche. Invece di vederle solo come noiosi e faticosi lavori di casa, pensa ai passi in più! Un gran bel modo di pulire la casa e mantenerti in forma.

Tutte queste attività contribuiranno al raggiungimento di quota 10'000, il numero perfetto secondo la SIO, Società Italiana dell'Obesità.

Essa ha individuato in questa attività motoria, svolta per almeno mezz'ora al giorno, la più semplice soluzione per combattere il sovrappeso. Analoga raccomandazione viene dall'OMS, l'Organizzazione Mondiale della Sanità: per migliorare la salute basta un'ora al giorno di cammino anche non continuativo, proprio 10.000 passi. E poiché un sedentario fa mediamente -

senza neanche accorgersene, si potrebbe dire - 5000 passi al giorno, ecco che il Ministero della Salute, sul suo sito, invita ad aggiungerne almeno altri 2000.

Oltre a bruciare calorie e grasso corporeo, ciò ti aiuterà a ridurre lo stress, dormire meglio e stare in buon umore: è un grande e unico effetto a catena.

Per ottenere il meglio da questa attività fisica gratuita e divertente, tutto ciò che devi fare è concentrarti sul ritmo e sulla tecnica dei tuoi passi. Devi prestare attenzione all'esecuzione dell'esercizio e alla velocità; se lo farai per qualche settimana, ti assicuro che inizierai a notare una grande differenza sulla bilancia e nella facilità con cui riuscirai a indossare quei pantaloni che sono sempre stati troppo stretti.

Ricordati questi consigli per camminare sempre con la giusta tecnica, cioè quella che ti permetterà di massimizzare i risultati del tuo allenamento.

Non fare passi troppo lunghi, concentrati sul tallone. I passi corti sono più efficaci; ricorda di atterrare sul tuo tallone e proseguire spingendolo all'indietro con una spinta.

Fai oscillare le braccia. Quando lo fai, cammini più velocemente e consumi più calorie; non tenere le braccia ferme a peso morto, ma piega i tuoi gomiti a circa 90 gradi e accompagna il movimento della gambe.

Tieni la testa alta, il petto in fuori e le scapole retratte. Per mantenere una postura corretta, prova a pensare di portare le spalle indietro, e poi unirle.

Contrai i tuoi addominali. Facendo questo, non solo tonificherai i tuoi muscoli addominali, ma darai un supporto alla tua spina dorsale.

Contrai i glutei. Per consumare più calorie e per mantenere una postura corretta, contrai i tuoi glutei. Più muscoli contrai, maggiori saranno le calorie bruciate.

Se sei stanco/a, prova ad allenarti ad intervalli. Raggiungi il tuo ritmo, cammina velocemente per un certo lasso di tempo e poi rallenta, camminando più lentamente per un intervallo. Dopodiché ripeti. In questo modo brucerai molte calorie senza compromettere la tecnica a causa della stanchezza.

Sia che tu decida di contare semplicemente diecimila passi al giorno o di allenarti in un'unica sessione, giorno dopo giorno, se ti allenerai con costanza, inizierai a notare dei miglioramenti.

Vuoi conoscere tutti i benefici del camminare?

Sei curiosa di provare diversi programmi di allenamento, basati su diversi livelli di esperienza?

Vuoi acquisire finalmente la tecnica perfetta per ottimizzare i risultati delle tue sessioni e non risultare ridicola davanti agli occhi altrui?

Puoi trovare la versione Bestseller 2015 di "Dimagrire Camminando" a un prezzo scontato su Amazon.it, anche in versione cartacea!

Dai un'occhiata ai miei libri!

Puoi trovare tutte le mie guide sulla salute e il benessere su Amazon.it!

Miele: Come Dimagrire Senza Dieta, Stare Bene e Aumentare la Bellezza con Rimedi Naturali

In questo libro, potrai scoprire gli immensi benefici che il miele può portare nella tua vita. Non importa quale sia il tuo obiettivo: sia che tu voglia perdere peso o aumentare la tua bellezza in modo naturale, questo magnifico prodotto della natura può aiutarti.

In questa guida pratica, troverai ricette e consigli su come implementare il miele nella tua alimentazione quotidiana per riuscire finalmente a dimagrire senza sforzo e senza dieta; troverai indicazioni su come produrre nella comodità di casa tua balsami, creme e maschere per ringiovanire la tua pelle, curare l'acne o rendere più brillanti e attraenti i tuoi capelli.

Meditazione: Come Meditare, Vincere lo Stress e Rilassare Corpo & Mente Con Semplici Tecniche

La meditazione, se praticata correttamente, può aiutarti a superare i momenti difficili della tua vita, aprendo la tua mente e sperimentando nuovi stati d'animo. Meditare è davvero una potente medicina. Gli uomini più importanti del mondo, quelli che ottengono più successo nel loro lavoro e nel loro ambiente, hanno in comune questa caratteristica: meditano per 10, 20, 30 minuti al giorno, magari anche di più.

I benefici sono tantissimi e la scienza se ne sta interessando da anni, scoprendone sempre di nuovi. Tantissimi benefici... e nessun effetto collaterale. Oltre ad essere un efficace rimedio contro lo stress, il panico e attacchi d'ansia, la meditazione porta benefici anche per chi soffre di malattie cardio-vascolari, disturbi del sonno o della memoria.

Meditare può davvero rivoluzionare la tua vita!

Dimagrire Per L'Estate: Cibi ed Esercizi Per Gambe e Glutei Perfetti Con Soli 15 Minuti al Giorno

In questa guida completa ti rivelerò i miei segreti per ottenere gambe e glutei tonici, dedicando soltanto 15 minuti ai tuoi allenamenti. Se stai cercando un modo semplice e divertente di perdere quei kg di troppo, che non vorresti portare con te in spiaggia quest'estate... allora questo libro ti sarà molto utile!

I glutei sono muscoli importanti da allenare se hai intenzione di costruire un fisico bilanciato, perché sono fondamentali esteticamente (soprattutto per le donne!) ed essendo solitamente trascurati, ti permettono di bruciare molte calorie quando vengono sottoposti a uno sforzo.

Questo guida ti aiuterà ad allenare questa particolare parte del tuo corpo, senza aver bisogno di una palestra, di equipaggiamenti costosi o di una stanza molto spaziosa.

Al suo interno troverai un elenco dei migliori esercizi per tonificare e rassodare le tue gambe, con spiegazioni dettagliate e accompagnate da immagini chiare e comprensibili, anche dai meno esperti.

Inoltre, la lista di cibi in grado di aiutarti a bruciare il grasso corporeo ti darà una mano durante questa tua nuova avventura, verso un fisico bilanciato, tonico e che verrà certamente notato in spiaggia durante l'estate!

Ricette Di Bellezza: Più di 50 Ricette Per Cosmetici Naturali Fatti In Casa, Facili e Veloci

Sentirsi belle per noi donne è fondamentale. Farlo grazie a prodotti di cui ci possiamo fidare, è ciò che abbiamo sempre desiderato!

Grazie a questa guida, potrai scegliere tra più di 50 - cinquanta! - ricette per maschere, scrub e lozioni fatti in casa, in modo facile e veloce con ingredienti naturali ed economici!

Oggi è importante ritornare ad accettare ciò che la natura ci offre, poichè il mercato ci riempie di prodotti industriali ricchi di agenti chimici e di ingredienti che non riusciamo nemmeno a pronunciare.

Questi costosi flaconcini e bottigliette colorate promettono miracoli anti-invecchiamento, contro le rughe o per ogni tipo di pelle... ma funzionano davvero? La verità è che spesso, purtroppo, apportano più danni che benefici.

Le soluzioni più efficaci sono spesso le più semplici! Ecco perchè ho deciso di raccogliere in questa guida le migliori ricette, usate fin dai tempi antichi, per mantenere la pelle giovane, fresca e soprattutto sana.

Maschere, scrub, lozioni naturali, a base di frutta, verdura e altri ingredienti facili da trovare nei supermercati o nei negozi di macrobiotica, per mantenere la bellezza e la vitalità della nostra pelle RISPARMIANDO!

I Segreti Del Riordino: Come Riordinare, Organizzare e Pulire Casa in Soli 3 Giorni!

Spesso l'idea di iniziare a riordinare e riorganizzare la nostra casa ci stuzzica, ma non abbiamo il coraggio, la voglia e la determinazione di portare a termine questo obiettivo.

Sono tre i motivi principali che portano certe persone a vivere nel disordine all'interno delle loro abitazioni: essi tendono a non buttare via le cose che non servono più; non ripongono gli oggetti negli appositi luoghi; possiedono semplicemente TROPPE cose rispetto al loro spazio vitale.

Forse tu sei una di queste persone! Ma non preoccuparti, ho buone notizie per te.

Se avrai determinazione, potrai riordinare e organizzare la tua casa in solo 3 giornate. All'interno di questo libro scoprirai come ciò non solo sia possibile, ma anche facile e rilassante grazie al piano d'azione che è già stato studiato per te.

All'interno di questa piccola guida troverai consigli utili e compiti pratici per ripulire ogni stanza della tua casa e poter finalmente vivere con serenità le tue giornate.

Niente più corse alla ricerca disperata di un oggetto prima di andare al lavoro!

Chakra - Come Risvegliare i 7 Centri Energetici Del Tuo Corpo!

Ti sei mai chiesto se... il tuo Sistema Energetico sta funzionando come dovrebbe?

E se uno squilibrio nei tuoi Chakra stesse rovinando la tua vita, senza che tu te ne accorga?

No, non si tratta di un mucchio di frottole, bensì di un'antichissima scienza che si tramanda ormai da millenni, conosciuta in tutto il mondo come *"Chakra Healing"*- un insieme di tecniche estremamente efficaci, di natura spirituale e quindi del tutto naturali, che ti permetteranno di liberarti finalmente dalle catene e dai limiti in cui sei imprigionato e che bloccano la tua piena realizzazione e il tuo benessere totale.

Perché a volte le relazioni, le finanze, la carriera o la vita sessuale sembrano non funzionare come dovrebbero?

La risposta potrebbe essere che il Chakra che controlla e influenza una specifica area della tua vita è bloccato, e l'energia non riesce a fluire liberamente attraverso di esso. Questo significa che è necessario attuare delle strategie per farlo tornare a funzionare correttamente!

www.ingramcontent.com/pod-product-compliance
Lightning Source LLC
Chambersburg PA
CBHW072202280526
45788CB00002B/836